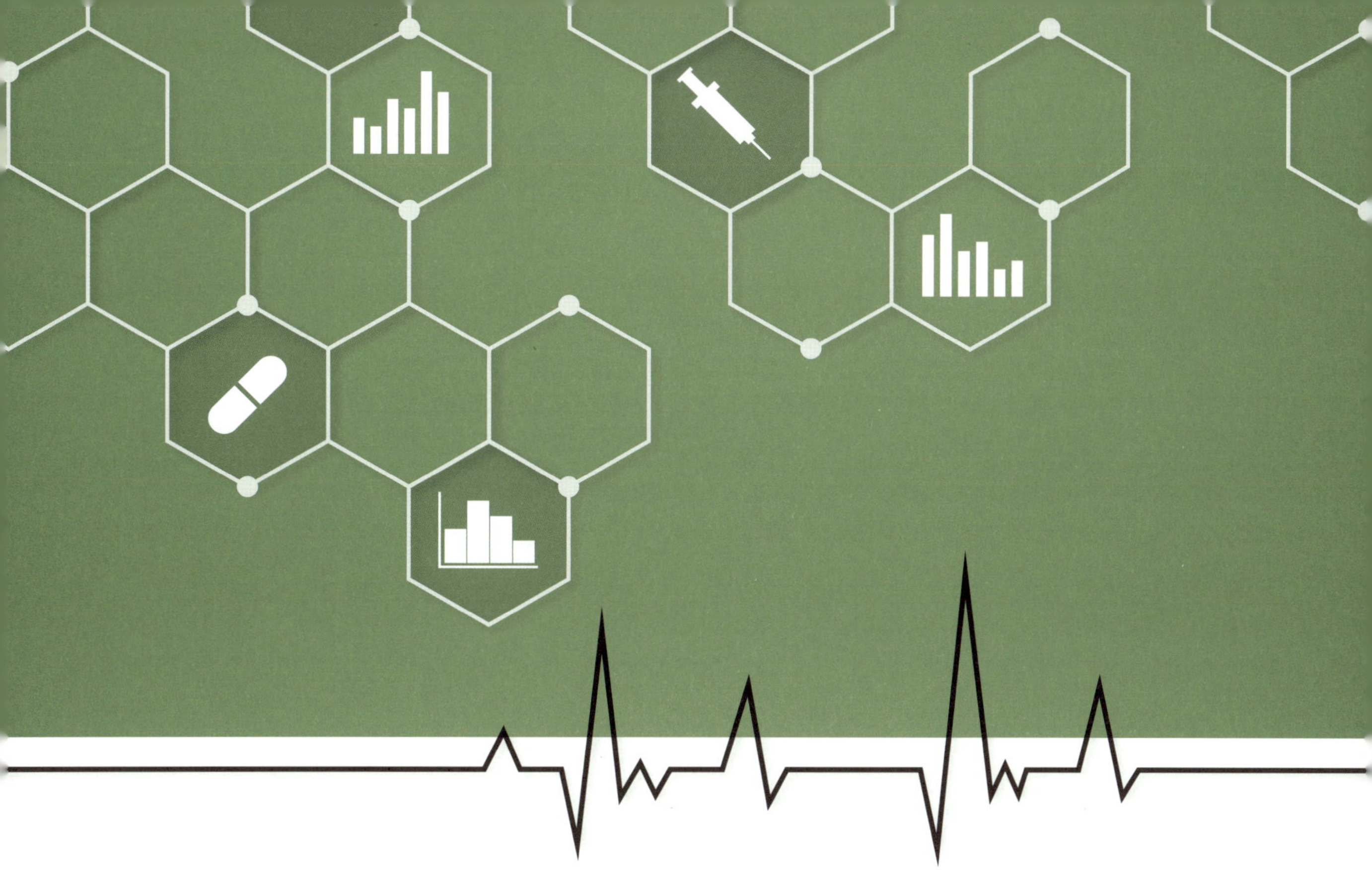

치의학을 위한 통계적 방법과 응용

R과 함께하는 의학통계

김용일 · 최용석 지음

KYOWOO

Preface

치의학에서 자료를 활용하여 연구 보고서나 논문을 작성할 때 통계학은 매우 중요한 역할을 한다. <R과 함께하는 의학통계 – 치의학을 위한 통계적 방법과 응용>은 치의학 현장에서 환자를 대상으로 얻어진 실제 자료부터 정보를 얻고 비교 연구를 통해 원인을 규명할 다양한 기초 통계분석 기법을 소개하고 있다. 더불어 빅데이터 시대에 각광받고 있는 오픈 소스 형태의 R의 활용을 위해 R – 코드 실습을 각 장에서 제공하고 있다.

이 책에는 일반 기초 통계학 관련 책에서는 잘 다루지 않는

- 일반화 선형모형
  다중 회귀분석 / 로지스틱 회귀분석 / 반복측정 분산분석 / 공분산분석

- 비모수 통계분석
  부호검정과 윌콕슨 부호순위검정 / 순위합검정 / 크러스칼 – 월리스 검정 / 순위상관 분석

을 다루고 있다.

R의 활용은 매뉴얼적인 차원의 자세한 설명은 자제하고 다양한 치의학 자료와 관련된 통계적 기법의 응용, 활용, 결과 해석에 초점을 맞추었다. 본문의 다양한 [보기]에서 사용되는 자료와 R – 코드는 각 장의 [R – 코드 실습]에서 독자들이 이용하는 데 어려움이 없도록 하고 저자의 홈페이지(최용석: yschoi.pusan.ac.kr)에서 받아 갈 수 있도록 하였다.

끝으로 이 책이 치의학을 연구하는 학생들과 연구자들에게 도움이 조금이라도 되기를 희망한다.

저자 일동

CONTENTS

CONTENTS

04 여러 집단의 비교

05 상관분석과 회귀분석

06 범주들의 관계 비교

07 일반화 선형모형분석

08 비모수 통계분석

01

통계자료의 이해

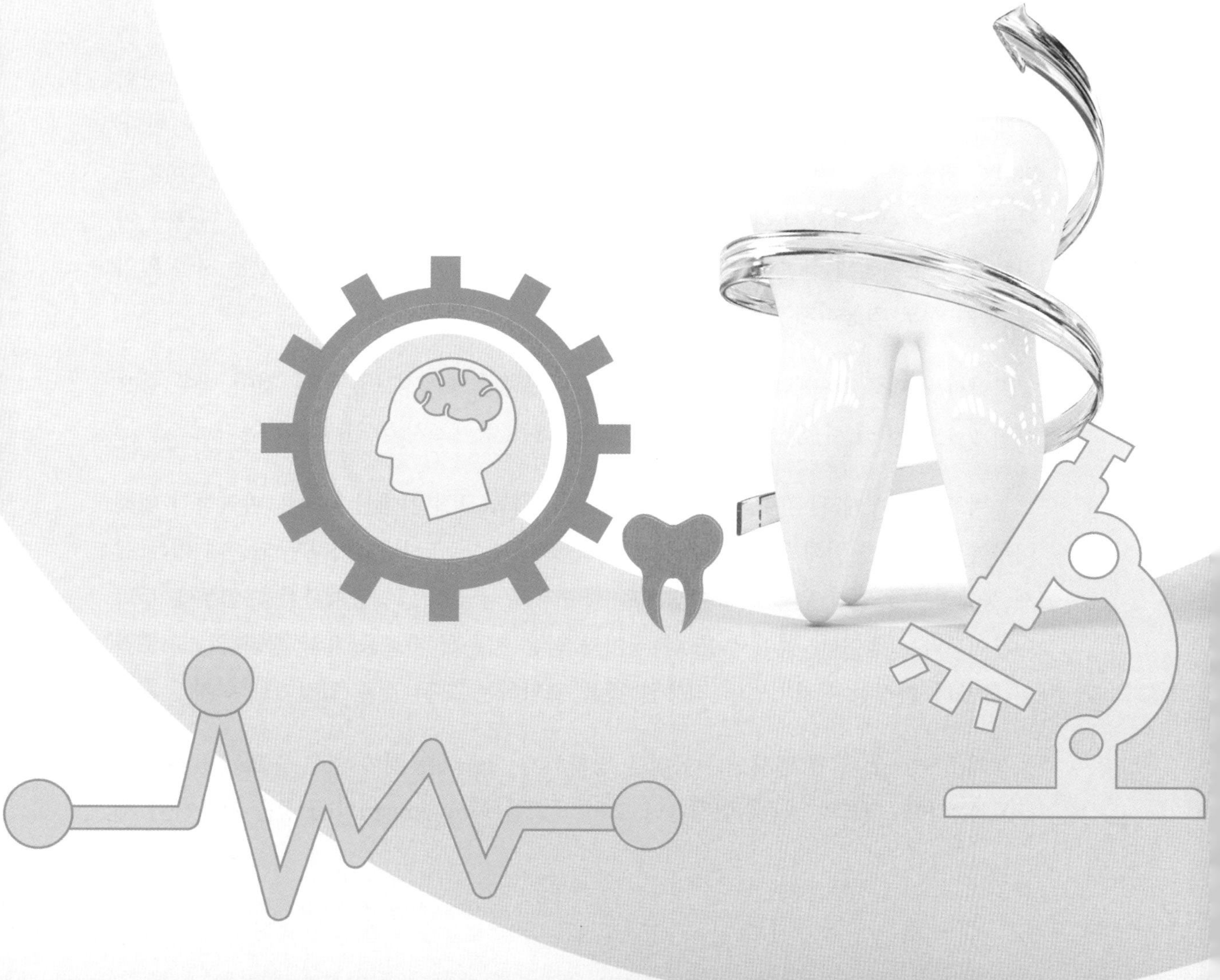

CHAPTER 01 통계자료의 이해

1.1 통계자료

통계자료는 치의학, 농업, 생명과학, 환경과학, 산업연구, 품질관리, 시장조사 등 여러 분야에서 불확실하고 잘 알려져 있지 않은 사실과 대상에 대해 통계정보를 얻기 위해 수집된 자료(data)이다.

통계정보란 환자들의 질병이 환경적 요인을 따른다는 결론을 제공하기도 하며, 사회경제적 지위와 저체중아 연관성과 같이 현재 관찰되는 사회적 현상을 나타내기도 한다. 또한 물가안정을 가져다 준 요인을 찾아내기도 하며, 농산물 수요와 가격을 예측하기도 하여 다양한 분야에서 우리가 의문점을 가지는 것에 대한 해답을 제시한다. 더불어 이러한 해답이 기존의 사실과 비교해 얼마나 위배되며 어느 정도 믿을 수 있는 지를 확인해 보는 것도 가능하게 한다.

따라서 제대로 된 해답과 확인을 위해서는 정확한 통계정보를 얻는 것이 매우 중요하며 이는 자료를 수집하는 과정으로 볼 수 있는 통계조사와 연관성이 높다.

통계조사는 대개 관심이 되는 모든 대상들의 집합(모집단)에서 특성을 파악하기 위해 이루어진다. 이를 위해 구체적으로 조사목적, 조사대상, 조사방법이 요구되는데 이는 실제 통계정보를 얻기 위한 자료수집으로 직결되며 궁극적으로 통계분석을 염두에 두고 이루어진다는 점이다. 여기서 통계분석이라 함은 단순히 자료를 요약 정리하는 기초적인 것부터 다양한 통계기법이 적용된 것을 포함하는 모든 것을 일컫기로 하자.

통계조사를 위해 맨 먼저 조사목적을 명확하게 기술하는 것이 매우 중요하다. 허명회(2011)는 8명 내외의 의견수렴집단인 포커스 그룹(focus group)의 구성을 제안하며 세부적인 목적과 내용을 개발할 필요성을 강조하고 있다. 실제로 연구자들이 조사목적이 불분명한 상황에서 자료를 수집하고 있다. 자료 수집에 앞서 조사의 필요와 인식을 명확히 하는 것이 중요하고 어떤 통계분석이 적용되어야 조사목적의 세부적인 내용을 해결할지를 그려보는 것이 필요하다.

다음의 [보기 1.1.1]과 [보기 1.1.2]는 치의학에서 두 편의 논문을 통해 조사목적과 이에 부합하는 세부적인 내용과 적용할 통계방법을 요약한 것이다.

보기 1.1.1 **매복치 후향적 연구(Park, 2016).**

Which factors are associated with difficult surgical extraction of impacted lower third molars?
매복된 하악 제3대구치 발치 난이도에 대한 연구

- 인구통계학적 변수(성별, 나이, 치아번호), 동반 합병증 발생여부, 발치 후 합병증 발생 여부, 발치 난이도, 높은 발치 난이도 추정 원인, 방사선 소견 간의 연관성을 분석을 위해 카이제곱검정을 실시한다.
- 상 · 하악 제3대구치가 매복된 환자의 연령별 평균과 표준편차를 비교하거나, 하악 제3대구치에서 Pell－Gregory 분류 및 Winters 분류에 따른 합병 증 발생건수와 발생률을 비교하기 위하여 분할표를 제시하고 카이제곱검정을 실시한다.
- 높은 발치 난이도 추정 원인에 따른 집단 간 평균 차이를 $t-$검정이나 분산분석을 통해 검정한다.

보기 1.1.2 **경추골 기반의 골연령 예측(Shin 등, 2015).**

The skeletal maturation status estimated by statistical shape analysis : axial images of Japanese cervical vertebra
통계적 형상분석에 의해 추정된 골성숙도 : 일본인 경추골의 이미지

- 나이가 골연령과 골성숙도에 영향을 미치는 요인(factor) 분석
- 경추골의 단면 및 측면 이미지로부터 형태적으로 중요한 특징을 나타내는 형상점(landmark)을 획득한다.
- 형상점으로부터 형상정보를 추출하여 형상변동 측정을 위한 형상분석을 실시한다.

[보기 1.1.1]과 [보기 1.1.2]에서 조사목적과 요약한 세부적인 내용을 실천하기 위한

자료의 수집이 요구된다. 이에 따라 표본의 크기와 조사방법이 결정된다.

최용석(2014)에 따르면 불확실하고 잘 알려져 있지 않은 사실과 대상에 대한 통계정보를 얻기 위해 이와 관련된 자료를 수집하고, 그 자료를 요약 정리하여 해석하며, 의사결정을 위한 결론이나 일반성 등을 이끌어 내는데 필요한 이론과 방법을 과학적으로 제시하기를 강조한다. 통계는 기술통계(descriptive statistic)와 추측통계(inference statistic)로 분류될 수 있다. 수집된 자료를 EDA(exploratory data analysis)를 위한 그림이나 표로 요약하거나 자료들의 평균(mean), 분산(variance), 표준편차(standard deviation) 등과 같은 수치값을 활용해서 자료의 전반적인 형태와 특징을 파악할 수 있게 하는 기술통계가 있다. 더불어 어떤 주장이나 기존의 사실에 대하여 가설(hypothesis)을 세우고 이를 수집된 자료를 활용하여서 추정하거나 검정(test)하기도 하는 추측통계가 있다. 즉, 기술통계와 추측통계가 궁극적인 통계정보를 제공하는 것이다. [보기 1.1.3]에는 [보기 1.1.1]의 연구에서 기술통계 관점에서 상 · 하악 제3대구치를 매복한 환자 762명의 연령별 위치별 성별에 따라 빈도를 분할표로 요약하고 있다. [보기 1.1.4]는 [보기 1.1.2]에서 기술통계 관점에서 연령과 MI(maturation index)간의 상관관계를 보기 위해 산점도와 상자그림을 요약하고 있다.

보기 1.1.3 **매복치 후향적 연구 [보기 1.1.1]에서 기술통계의 예**

Table 3. Distributions of age, position, and sex

Position		Age (yr)							Total
		10-19	20-29	30-39	40-49	50-59	60-69	70-79	
Right (n=341)	Male	21	95	42	20	8	2	0	188
	Female	38	75	24	11	5	0	0	153
Left (n=421)	Male	25	120	52	22	6	1	1	227
	Female	33	119	28	8	4	2	0	194
Total (n=762)	Male	46	215	94	42	14	3	1	415
	Female	71	194	52	19	9	2	0	347

Values are presented as number of patients.

Kyeong-Lok Park: Which factors are associated with difficult surgical extraction of impacted lower third molars? J Korean Assoc Oral Maxillofac Surg 2016

보기 1.1.4 경추골 기반의 골연령 예측 [보기 1.1.2]에서 기술통계의 예

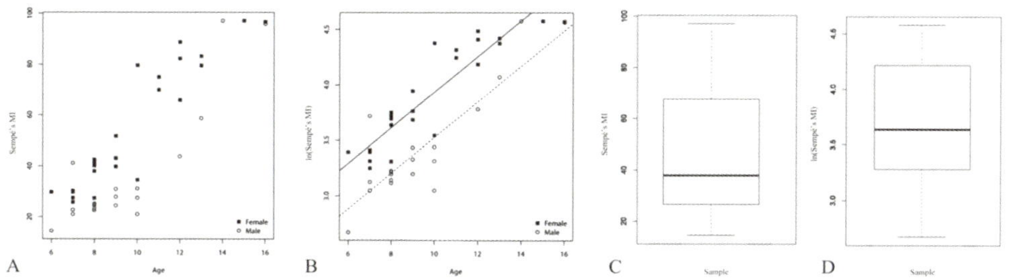

Figure 2 Dispersion of maturity index used by Sempé [Sempé's maturation index (MI)] and correlation between maturity index used by Sempé's MI and age. (a) Scatter plot of Sempé's MI and age. (b) Scatter plot of log(Sempé's MI) and age. (c) Box plot of Sempé's MI. (d) Box plot of log(Sempé's MI).

birpublications.org/dmfr *Dentomaxillofac Radiol*, 44, 20140323

보기 1.1.5 매복치 후향적 연구 [보기 1.1.1]에서 추측통계의 예

Table 7. The relationships between extraction difficulty and demographic and radiographic variables

		Difficulty			*P*-value
		Not	Moderately	Very	
Sex	Male (n=415)	258 (62.2)	84 (20.2)	73 (17.6)	0.000
	Female (n=347)	284 (81.8)	40 (11.5)	23 (6.6)	
Age (yr)	10-19	102 (87.2)	10 (8.5)	5 (4.3)	0.000
	20-29	298 (72.9)	62 (15.2)	49 (12.0)	
	30-39	92 (63.0)	30 (20.5)	24 (16.4)	
	40-49	32 (52.5)	17 (27.9)	12 (19.7)	
	≥50	18 (62.1)	5 (17.2)	6 (20.7)	
Position	Left	310 (73.6)	60 (14.3)	51 (12.1)	0.186
	Right	232 (68.0)	64 (18.8)	45 (13.2)	

[보기 1.1.5]는 추측통계의 관점에서 상 · 하악 제3대구치를 매복한 환자 762명의 성별 연령별 위치별 분류와 발치 난이도와의 연관성에 대한 카이제곱검정의 결과를 보여주고 있다. 특히, 매복한 위치에 따라 발치 난이도는 통계적으로 유의한 차이가 없음을 $p-$값($P-$value) 0.186을 통해 보여주고 있다. 카이제곱검정에 대한 통계적 배경은 6장을 참고하기 바란다.

[보기 1.1.6]은 턱 관절염의 이환 전후 편측 관절염(OAU)과 양측 관절염(OAB) 두 그룹별 좌우(Horizontal), 전후(Anteroposterior), 상하(Vertical)방향의 하악 중앙부(symphysis)의 이동량에 대한 일원 분산분석(one-way ANOVA)을 보여주고 있다. 각 그룹별 $p-$값(p value)이 모두 0.001로 세 방향 간의 이동량에는 차이가 있음을 보여 주고 있다. 이

는 두 집단 이상 여러 집단의 비교에 대한 추측통계 관점의 일원 분산분석으로 4장을 참고하기 바란다.

보기 1.1.6 턱관절 운동의 방향 연구(Seo 등, 2015)에서 추측통계의 예

Table 3
The direction of movement of the mandibular symphysis, mm.

	OAU group			OAB group		
	Mean	SD	*p* value	Mean	SD	*p* value
Δx (Horizontal)	1.04[a]	1.03	0.001*	0.63[a]	0.84	0.001*
Δy (Anteroposterior)	0.60[b]	0.68		1.52[b]	1.65	
Δz (Vertical)	1.26[a]	1.51		1.69[b]	1.79	

SD, standard deviation; OAU, unilateral osteoarthritis; OAB, bilateral osteoarthritis.
*Statistically significant (one-way ANOVA).
Different superscript letters indicate significant differences, $P < 0.05$.

1.2 자료의 수집

통계정보를 얻기 위해선 자료의 수집이 요구된다. 사회과학에서는 표집조사(sampling)와 여론조사(survey)를 통해 자료를 수집하며, 자연과학에서는 실험계획(experimental design)에 의해서 모의실험이나 측정을 통해 자료를 수집한다. 예를 들자면 정부정책에 대한 선호도를 조사하기 위해선 지역, 나이, 교육수준 등을 고려한 적절한 표집방법을 선택하여 전체를 잘 대표할 사람들을 대상으로 여론조사를 실시해야 한다. 그리고 새로 개발된 신약의 효능은 개인의 신체적 조건과 나이에 따른 동일한 대상에 대하여 신약 투여 전과 후를 잘 계획하여 측정해야 한다.

자료의 수집은 관심 있는 대상의 전체를 조사하는 전수조사와 일부만 조사하는 표본조사를 통해 조사시간과 비용을 고려하여 이루어진다. 신임 대통령의 정책에 대한 선호도 조사인 경우 전 국민을 대상으로 조사하기란 불가능하다. 이럴 경우 적절한 표본을 선정하며 주로 전화조사를 활용한다. 표본조사는 시청률조사, 국회의원 선거의 후보 지지율조사, 신제품에 대한 선호도 조사 등 여러 분야에서 활용도가 점점 높아지고 있다. 1925년 우리나라 최초로 간이국세조사라는 이름으로 시작하여 5년마다 이루어지는 총

조사는 2015년에는 인구주택총조사(census)로 통계청에서 실시하였다. 이는 공공데이터의 전산화로 비록 전국의 모든 가구를 직접 방문하지 않고, 주민등록부, 건축물대장 등 행정자료를 이용하여 인구 · 가구 · 주택에 대한 통계를 생산하는 새로운 방식의 전수조사(등록센서스)에 해당한다. 전통적인 현장 면접조사를 바탕으로 하는 전수조사는 전체 대상의 수가 너무 많아 조사시간이 오래 걸리며 조사원들의 교육과 관리의 집중화와 효율성이 매우 중요한 요소로 작용한다. 따라서 전체 자료의 수가 적은 경우를 제외하면 표본조사를 통해 통계조사가 이루어지는 것이 바람직하다.

일반적으로 통계조사의 관심이 되는 모든 대상들의 집합을 모집단(population)이라고 부른다. 특히, 모집단의 특성을 나타내는 수치를 모수(parameter)라 한다. 시청률 조사에서 전 국민을 모집단으로 하는 시청률이 모수에 해당한다. 표본(sample)은 시청률 조사를 위해 선정된 패널에 해당하며 이 표본의 특성을 나타내는 수치를 통계량(statistics)이라 하며, 표본을 통해 얻어진 시청률이 통계량에 해당한다. 모집단과 표본의 이해를 위해 다음의 예제를 살펴보자.

보기 1.2.1

부산시 전체의 청소년 치아 교정률 조사를 대신하여 남구와 금정구의 각 4개 구별 대상으로 청소년 인구와 이들 중 치아 교정률을 알고자 한다.

- 모집단 : 부산시 전체 청소년 인구와 이들 중 전체 치아 교정자
- 모수 : 모집단의 치아 교정자 수, 교정률
- 표본 : 남구와 금정구의 각 4개 구별 청소년 인구와 치아 교정자 수
- 통계량 : 표본의 청소년 인구 수, 교정자 수, 교정자의 비율

보기 1.2.2

우리나라 안면 비대칭에 따른 턱관절 증상률을 알고자 조사를 하고자 한다. 실제로 부산의 3개 대학병원에서 안면 비대칭 환자 50명씩 150명을 대상으로 턱관절 증상률을 조사했다.

- 모집단 : 우리나라 안면 비대칭 환자
- 모수 : 모집단의 안면 비대칭 환자 수, 턱관절 증상 환자 수
- 표본 : 3개 대학병원 안면 비대칭 환자 50명씩 150명
- 통계량 : 표본의 턱관절 증상 환자 수

[보기 1.2.1]과 [보기 1.2.2]를 통하여 1.1절에서 언급한 추측통계학에 대해 추가적으로 설명하자. 각각의 보기를 통하여 알고자 하는 통계정보는 부산시 전체 청소년 인구와 이들 중 전체 치아 교정자 또는 우리나라 안면 비대칭 환자중턱관절 증상 환자 수이다. 이 통계정보를 모수라고 볼 수 있다. 모집단 전체에 대한 전수조사를 통하여 통계정보인 모수를 구하기란 비용이나 시간적 제약으로 거의 불가능 하다. 따라서 모수는 모집단으로부터 추출된 표본으로부터 계산된 통계량에 의해서 추측하게 된다. 그러므로 통계량의 유의성을 살펴보는 것은 당연하다.

[그림 1.2.1]은 지금까지 살펴본 통계정보를 얻기 위한 자료수집 등 통계자료분석의 단계를 그림으로 요약한 것이다.

모집단 (모수) ⇨ (통계조사 / 실험계획) 표본 (통계량) ⇨ 요약 정리 (기술통계) ⇨ 분석 추론 (추측통계) ⇨ 의사결정

[그림 1.2.1] **통계자료분석의 단계**

1.3 자료의 종류

통계정보를 얻기 위한 수집될 자료는 크게 개체(observation)와 변수(variable)로 구성되어 있다. 변수는 개체를 대상으로 측정해야 할 어떤 특성을 말하며 환자들의 문진표각 문항, 성별, 키, 몸무게, 체온, 혈압, 흡연과 음주 여부 등을 들 수 있다. 개체는 변수들에 의해서 측정되는 가장 기본이 되는 단위를 말하며 [보기 1.1.3]에서와 같이 상 · 하악 제3대구치가 매복된 환자 남자 415명 여자 347명 총 762명에 대한 변수로 성별, 나이, 매복 위치이다. [보기 1.1.6]에서는 턱 관절염의 이환 전후 편측 관절염(OAU)와 양측 관절염(OAB) 두 그룹 환자 각각 20명(남 8명, 여 12명)과 16명(남 1명, 여 15명)이 개체로 세 방향에 따른 하악 중앙부의 이동량이 측정변수에 해당한다. 대개 측정변수에 의한 자료의 측정값은 변수값이 된다.

[표 1.3.1]의 자료는 50미터 달리기 전후 심장 박동수가 흡연, 성별, 신체적 조건, 평소 운동량과 어떤 관계가 있는 지에 대한 통계정보를 얻기 위해 10명의 성인을 대상으로 측정된 것이다(최용석, 2014). 여기서 10명의 성인이 개체가 되고, 심장 박동수(처음, 나중), 달리기, 흡연, 성별, 키, 몸무게, 운동량을 변수라 하며 이들 중 달리기는 1=달리기를 한 사람, 2=달리기를 하지 않은 사람으로 측정되며, 흡연은 1=흡연자, 2=비흡연자, 성별은 1=남자, 2=여자, 운동량은 1=적음, 2=보통, 3=많음으로 측정된다.

[표 1.3.1] **심장 박동수 자료**

학생	처음 심장 박동수	나중 심장 박동수	달리기	흡연	성별	키 (cm)	몸무게 (kg)	운동량
1	64	88	1	2	1	168	63.5	2
2	58	70	1	2	1	183	65.8	2
3	62	76	1	1	1	185	72.6	3
4	66	78	1	1	1	185	86.2	1
5	64	80	1	2	1	175	70.3	2
6	64	60	2	2	2	168	81.6	3
7	94	92	2	1	2	157	82.1	2
8	60	66	2	2	2	157	54.4	2
9	72	70	2	2	2	173	78.5	2
10	58	56	2	2	2	170	56.7	2

일반적으로 자료는 측정변수의 척도(scale)에 따라 일반적으로 질적 자료(qualitative data)와 양적 자료(quantitative data)로 나눌 수 있고 이들 두 가지가 혼합된 경우가 대부분이다. [표 1.3.1]의 경우 질적 자료는 변수가 달리기(1=달리기를 한 사람, 2=달리기를 하지 않은 사람), 흡연(1=흡연자, 2=비흡연자), 성별(1=남자, 2=여자), 운동량(1=적음, 2=보통, 3=많음)에 의해서 측정된 자료이다. 특히, 달리기, 흡연, 성별은 단순히 구분을 위한 명목척도(nominal scale) 변수라 하고 운동량은 상대적 대소 관계를 나타내는 순위척도(ordinal scale) 변수라 한다. 어느 쪽이던 질적 자료를 구성하는 변수인데 개체인 측정대상이 어느 범주에 들어가는지를 나타낼 수 있으며 이를 범주형 자료(categorical data)라고도 한다.

양적 자료는 변수가 처음 심장 박동수, 나중 심장 박동수, 키(cm), 몸무게(kg)와 같이 양을 나타내는 수치자료를 말한다. 이 중에서 키와 몸무게와 같이 관측값들이 셀 수 없는 연속적인 구간의 값을 취하는 경우를 연속형 자료(continuous data)라 하고, 심장박동수와 같이 관측값들이 셀 수 있는 값을 취하는 경우를 이산형 자료(discrete data)라 한다. 특히 순위척도는 그대로 사용하거나 경우에 따라 연속형 자료로 보정하여 양적 자료에 대한 다양한 통계적 분석기법을 적용하기도 한다.

양적 자료와 질적 자료는 서로 변환이 가능하지만 질적 자료에서 양적 자료로의 변환은 다소 고급 개념이 요구되므로 생략하기로 하자. 자료를 요약하는 초기 단계에서 양적 자료의 경우 수치값을 이용하므로 평균과 분산과 같은 통계적 계산을 위해 사용되지만 질적 자료의 경우는 범주에 따른 자료의 빈도수를 이용하므로 자료를 요약 정리하는 데 용이하다.

보기 1.3.1 양적 자료에서 질적 자료로 변환

[표 1.3.1]로부터 양적 자료인 몸무게의 자료를 50에서 60 사이를 1=하, 61에서 70 사이를 2=중, 71 이상을 3=대로 변환하면 다음의 질적 자료를 얻는다.

양적 자료 :	63.5	65.8	72.6	86.2	70.3	81.6	82.1	54.4	78.5	56.7
질적 자료 :	2	2	3	3	2	3	3	1	3	1

[표 1.3.2]의 매복치 자료(molar.txt)는 [보기 1.1.3]에서 사용되기 전의 환자 826명의 매복치 발치 남 447명과 여자 379명에 대한 자료이다. 이에 사용되는 변수들에 대한 설명은 [표 1.3.3]에 주어져 있다.

[표 1.3.3]에서 동반합병증 C는 발생하면 1, 발생하지 않으면 0의 값을 가지며 각 범주는 C1 : 치관주위염, C2 : 농양, C3 : 우식증, C4 : 대합치에 의한 자극, C5 : 낭종, C6 : 식편 삽입 등의 불편감, C7 : 기타이다. 발치 난이도 Di는 1~3 : 보통 이하, 4 : 약간 어려움, 5 : 매우 어려움으로 되어 있다. 발치 난이도 추정 원인 DiR은 발생하면 1, 발생하지 않으면 0의 값을 가지며 DiR1 : 매복 깊이, DiR2 : 인접치와 긴밀한 관계, DiR3 : 하악관 근접, DiR4 : 치아 경사, DiR5 : 치근 비대, DiR6 : 치근 만곡, DiR7 : 치근이개, DiR8 : 골유착, DiR9 : 기타를 나타낸다. 발치 후 합병증 PC도 발생하면 1, 발생하

지 않으면 0의 값을 가지며 PC1 : 출혈, PC2 : 인접치 손상, PC3 : 신경 손상, PC4 : 개구장애, PC5 : 심한 동통 및 부종, PC6 : 건성발치, PC7 : 감염, PC8 : 발치 중단, PC9 : 기타로 되어 있다. 끝으로 발치 난이도 예측지수 PI : Pederson index는 1~2 : very easy, 3~4 : minimal, 5~7 : moderately, 8~10 : very difficult를 나타낸다.

[표 1.3.2] **매복치 자료 일부(molar.txt)**

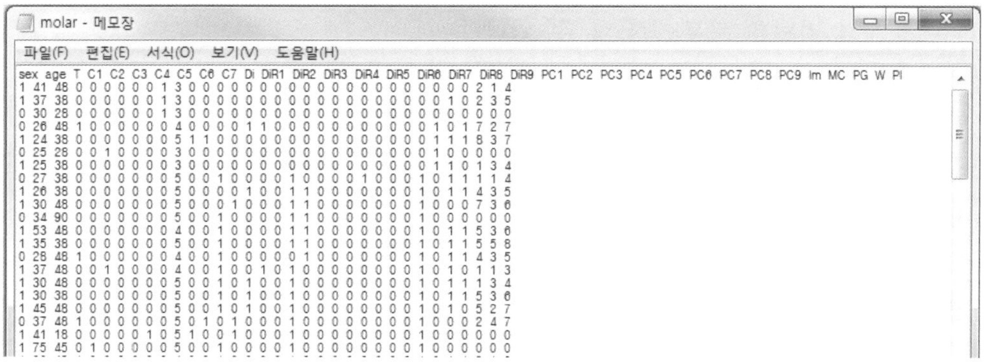

```
molar - 메모장
파일(F) 편집(E) 서식(O) 보기(V) 도움말(H)
sex age T C1 C2 C3 C4 C5 C6 C7 Di DiR1 DiR2 DiR3 DiR4 DiR5 DiR6 DiR7 DiR8 DiR9 PC1 PC2 PC3 PC4 PC5 PC6 PC7 PC8 PC9 Im MC PG W PI
1 41 48 0 0 0 0 0 0 1 3 0 0 0 0 0 0 0 0 0 0 0 0 0 0 0 0 0 0 0 0 2 1 4
1 37 38 0 0 0 0 0 0 1 3 0 0 0 0 0 0 0 0 0 0 0 0 0 0 0 0 0 0 1 0 2 3 5
0 30 28 0 0 0 0 0 0 1 3 0 0 0 0 0 0 0 0 0 0 0 0 0 0 0 0 0 0 0 0 0 0 0
0 26 48 1 0 0 0 0 0 0 4 0 0 0 0 1 1 0 0 0 0 0 0 0 0 0 0 0 1 0 1 7 2 7
1 24 38 0 0 0 0 0 0 0 5 1 1 0 0 0 0 0 0 0 0 0 0 0 0 0 0 0 1 1 1 8 3 7
0 25 28 0 0 1 0 0 0 0 3 0 0 0 0 0 0 0 0 0 0 0 0 0 0 0 0 0 1 0 0 0 0 0
1 25 38 0 0 0 0 0 0 0 3 0 0 0 0 0 0 0 0 0 0 0 0 0 0 0 0 0 1 1 0 1 3 4
0 27 38 0 0 0 0 0 0 0 5 0 0 1 0 0 0 0 1 0 0 0 0 1 0 0 0 1 0 1 1 1 1 4
1 26 38 0 0 0 0 0 0 0 5 0 0 0 0 1 0 0 1 1 0 0 0 0 0 0 0 1 0 1 1 4 3 5
1 30 48 0 0 0 0 0 0 0 5 0 0 0 1 0 0 0 1 1 0 0 0 0 0 0 0 1 0 0 0 7 3 6
0 34 90 0 0 0 0 0 0 0 5 0 0 1 0 0 0 0 1 1 0 0 0 0 0 0 0 1 0 0 0 0 0 0
1 53 48 0 0 0 0 0 0 0 4 0 0 1 0 0 0 0 1 1 0 0 0 0 0 0 0 1 0 1 1 5 3 6
1 35 38 0 0 0 0 0 0 0 5 0 0 1 0 0 0 0 1 1 0 0 0 0 0 0 0 1 0 1 1 5 5 8
0 28 48 1 0 0 0 0 0 0 4 0 0 1 0 0 0 0 0 1 0 0 0 0 0 0 0 1 0 1 1 4 3 5
1 37 48 0 0 1 0 0 0 0 4 0 0 1 0 0 1 0 1 0 0 0 0 0 0 0 0 1 0 1 0 1 1 3
1 30 48 0 0 0 0 0 0 0 5 0 0 1 0 1 0 0 1 0 0 0 0 0 0 0 0 1 0 1 1 1 3 4
1 30 38 0 0 0 0 0 0 0 5 0 0 1 0 1 0 0 1 0 0 0 0 0 0 0 0 1 0 1 1 5 3 6
1 45 48 0 0 0 0 0 0 0 5 0 0 1 0 1 0 0 1 0 0 0 0 0 0 0 0 1 0 1 0 5 2 7
0 37 48 1 0 0 0 0 0 0 5 0 1 0 1 0 0 0 1 0 0 0 0 0 0 0 0 1 0 0 0 2 4 7
1 41 18 0 0 0 0 0 1 0 5 1 0 0 1 0 0 0 1 0 0 0 0 0 0 0 0 1 0 0 0 0 0 0
1 75 45 0 1 0 0 0 0 0 5 0 0 1 0 0 0 0 1 0 0 0 0 0 0 0 0 1 0 0 0 0 0 0
```

[표 1.3.3] **[보기 1.3.1]의 자료 파일 molar.txt의 34개 변수 설명**

한글		영문	범주 및 변수값
성별		sex	M(1), F(0)
나이		age	6세~75세
치아번호		T	15~48번, 90번
동반 합병증		C	C1~C7 : 발생(1), 미발생(0)
발치 난이도		Di	1~5
높은 발치 난이도 추정 원인		DiR	DR1~DR9 : 발생(1), 미발생(0)
발치 후 합병증		PC	PC1~PC9 : 발생(1), 미발생(0)
방사선 소견	영상의 명확성	Im	명확(1), 불명확(0)
	하악관과의 접촉 여부	MC	접촉(1), 미접촉(0)
	매복된 하악 제3대구치의 수직 및 전후방 관계를 고려한 분류	PG	1(A1), 2(A2), 3(A3), 4(B1), 5(B2), 6(B3), 7(C1), 8(C2), 9(C3)
	매복된 하악 제3대구치의 경사에 따른 분류	W	1(MA), 2(V), 3(H), 4(DA), 5(etc)
	발치 난이도 예측 지수	PI	1~10

보기 1.3.2 **[표 1.3.2] 매복치 자료의 종류**

- 양적 자료 : 나이(age)는 연속형 자료
- 질적 자료 : 발치 난이도(Di)와 발치 난이도 예측 지수(PI)는 순위형 자료
  성별(sex) 등 나머지는 명목형 자료

앞서 언급 하였지만 질적 자료 중 순위척도 자료는 범주형 자료나 연속형 자료에서 사용하는 통계적 기법을 모두 적용할 수 있다.

이상에서 자료는 측정변수에 따라 다양하게 구분할 수 있지만 크게는 양적 자료와 질적 자료로 구분되고 양적 자료에는 연속형과 이산형으로 나누고, 질적 자료에는 순위형과 명목형으로 나눌 수가 있다.

자료의 종류

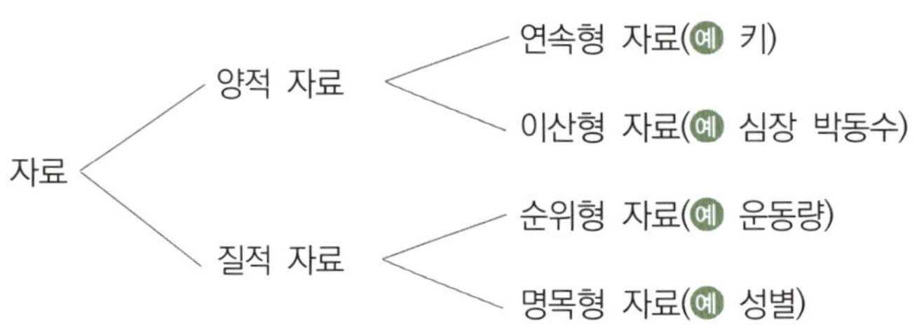

1.4 자료의 요약

[자료 1.3.1]은 양적 자료와 질적 자료가 혼합된 자료이다. 이런 경우 질적 자료는 범주에 따라 관측값의 개수인 도수(frequency)와 상대도수(relative frequency)를 구하여 이를 통합적으로 정리한 도수분포표를 구하는 것이다. 이것의 그림을 활용한 효과적인 시각적 요약 방법이 원도표(pie chart)와 막대그림(bar plot)이다. 원도표는 원을 그린 후, 상대도수에 비례하게 중심각을 나누어 해당 원을 조각내서 표현한 그림이다. 원도표를 이용하면 각 범주 또는 몇 개의 범주가 차지하는 비율을 파악하기 용이해진다. 막대그

림은 각 범주에서 도수의 크기를 막대의 높이로 표현한다. 만약 전체에서 각 범주가 차지하는 비율에 관심이 있으면 도수 대신 상대도수를 사용하기도 한다. 도수를 이용하든 상대도수를 이용하든 그림의 모양은 같다. 이러한 막대그림을 이용하면 각 범주 간의 도수를 비교하는데 용이하다.

[보기 1.4.1]은 [자료 1.3.1]에 대해서 질적 자료를 제공하는 변수 운동량(activity)에 대해서 도수분포표와 막대그림을 제공하며 1.5절의 [R－코드 1.5.1](심장박동수요약.R)을 참고하기 바란다.

[보기 1.4.1]의 요약된 결과를 설명하자면 다음과 같다.

1. 도수분포표

질적 자료를 제공하는 운동량(1＝적음, 2＝보통, 3＝많음)의 범주가 세 개로 개체 10명에 대한 각 범주의 도수(freq)와 상대도수(rel_freq)를 나타내고 있다. 상대도수는 해당 범주의 도수를 전체 자료의 수로 나눈 것이다.

2. 원도표

운동량의 범주 1＝적음의 상대도수는 0.1로 중심각은 36°(＝360°× 0.1)이이다. 운동량 2＝보통의 경우에는 중심각이 252°(＝360°× 0.7)이고 3＝많음은 중심각이 72°(＝360°× 0.2)이다.

3. 막대그림

수평축에는 운동량의 범주를 나타내며 수직축에는 도수를 나타내고 있다.

보기 1.4.1 **[표 1.3.1] 심장 박동수 자료에서 질적 자료의 요약**

[표 1.3.1]에서 질적 자료는 달리기(1＝달리기를 한 사람, 2＝ 달리기를 하지 않은 사람) 흡연(1＝흡연자, 2＝비흡연자), 성별(1＝남자, 2＝여자), 운동량(1＝적음, 2＝보통, 3＝많음)에 대한 것이다. 이중에서 운동량에 대하여 요약하기로 하자.

1. 도수분포표

	freq	rel_freq
1	1	0.1
2	7	0.7
3	2	0.2

2. 원도표

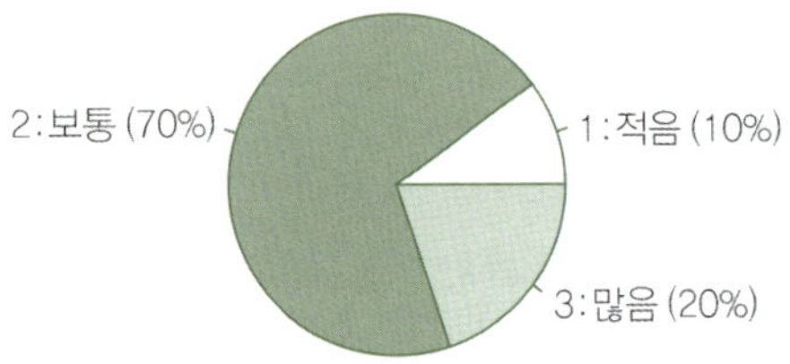

3. 막대그림

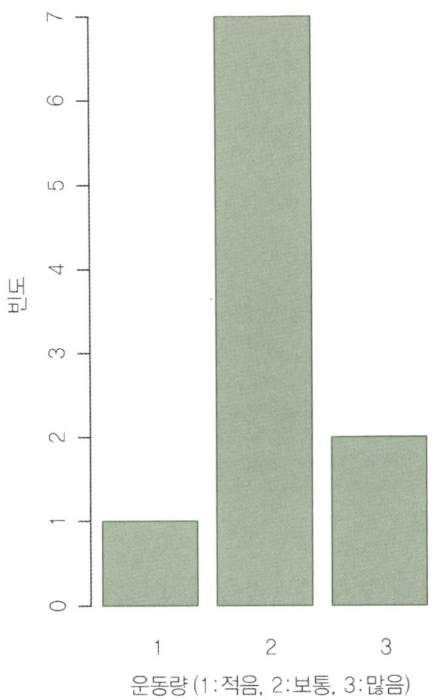

양적 자료인 경우 우선 자료의 중심과 중심에 대하여 흩어진 정도를 나타내는 기초 정보를 위해 변수별 평균(mean), 분산(variance), 분위수(quantiles), 최대값, 최소값 등 기초통계량이 요구된다. 이들 기초통계량은 가장 기본적인 것으로 수리적 정의는 생략한다. 더불어 여러 변수들의 중위수(median)를 기준으로 개체들의 흩어진 정도를 보여주는 상자그림(box plot)과 두 변수들 간의 경향을 한꺼번에 시각적으로 보여주는 다중산점도(multiple scatter plot) 등이 요구된다. 이러한 요구는 1.5절의 R－코드 실습에 정리되어 있는 [R－코드 1.5.1](심장박동수요약.R)에 의해 제공되며 그 결과는 [보기 1.4.2]에서 1～4에 정리 되어 있다. 결과는 자료를 다양한 관점에서 서로 보완적인 경

향의 결과를 보여 주므로 이에 대해서 종합적으로 해석할 필요가 있다.

보기 1.4.2 [표 1.3.1] 심장 박동수 자료에서 양적 자료의 요약

[표 1.3.1]에서 양적 자료는 처음 심장 박동수(pulse1), 나중 심장 박동수(pulse2), 키(height, cm), 몸무게(weight, kg)로 이들에 대해 동시에 요약하기로 하자.

1. 기술통계(descriptive statistics)

```
     pulse1           pulse2            height           weight
 Min.   :58.0    Min.   :56.0    Min.   :157.0    Min.   :54.40
 1st Qu.:60.5    1st Qu.:67.0    1st Qu.:168.0    1st Qu.:64.08
 Median :64.0    Median :73.0    Median :171.5    Median :71.45
 Mean   :66.2    Mean   :73.6    Mean   :172.1    Mean   :71.17
 3rd Qu.:65.5    3rd Qu.:79.5    3rd Qu.:181.0    3rd Qu.:80.83
 Max.   :94.0    Max.   :92.0    Max.   :185.0    Max.   :86.20
```

2. 다중 산점도(multiple scatter plot)

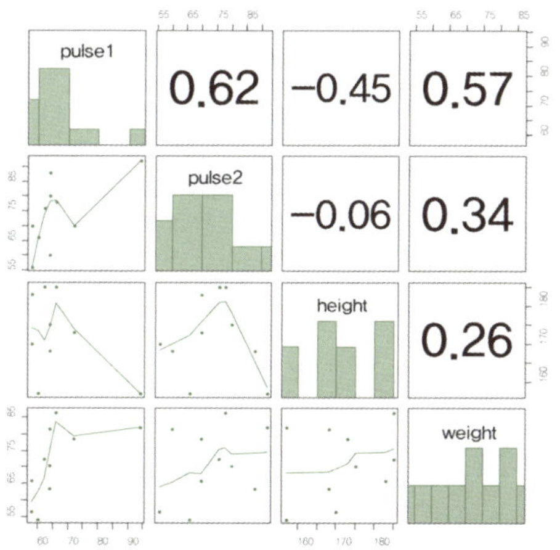

3. 상자그림(box plot)

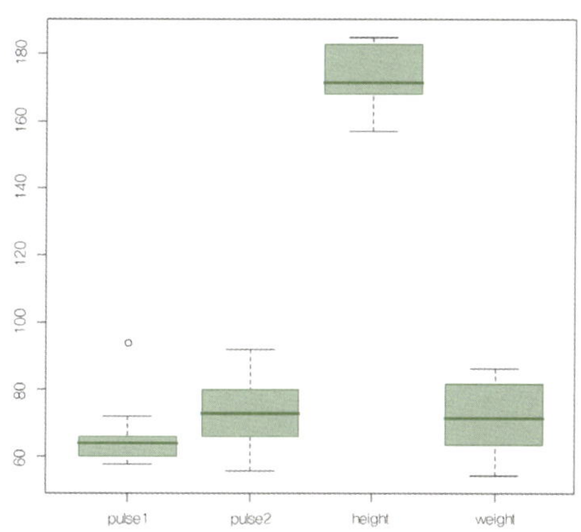

4. 줄기-잎 그림(stem-and-leaf plot)

```
5 | 88          5 | 6         15 | 77       5 | 47
6 | 024446      6 | 06        16 | 88       6 | 46
7 | 2           7 | 0068      17 | 035      7 | 039
8 |             8 | 08        18 | 355      8 | 226
9 | 4           9 | 2
```

pulse1 pulse2 height weight

[보기 1.4.2]의 요약된 결과를 자세히 설명 하자면 다음과 같다.

1. 기술통계

4가지 변수에 해당하는 pulse1, pulse2, height, weights에 대하여 각각 Mean(평균), Median (중위수), 1st Qu.(1사분위수, Q_1), 3rd Qu.(3사분위수, Q_3), Max.(최대값), Min.(최소값) 통계량이 요약되어 있다. 이들은 자료의 중심과 중심에 대하여 흩어진 정보를 제공한다. 평균 대신 측정값이 매우 낮거나 높은 개체들의 영향을 줄여 중심에 대한 정보를 제공하는 Median(중위수)도 있다. 이들 통계량을 바탕으로 자료의 분포를 시각적으로 한꺼번에 보여주는 3. 상자그림이 제공된다.

2. 다중 산점도

변수들이 셋 이상인 경우 변수들 간의 산점도를 동시에 보여주고 있어 1과 3에서 수치적으로 살펴 본 자료의 모양과 특성을 한꺼번에 눈으로 파악할 수가 있다. 특이한 점은 대각에는 막대그림을 보여주며 위쪽 비대각에는 변수 간의 상관계수와 아래쪽 비대각에는 추정된 회귀식을 보여주고 있다. 즉, 변수들 간의 선형적 관계를 나타낸 것이다. 특히, 심장 박동수 pulse1과 pulse2의 상관계수가 0.62로 양의 상관을 나타내며 실제 회귀식도 양의 방향으로 추정되어 있다. 키(height)와 심장박동수(pulse1과 pulse2)는 음의 상관이 있으며 체중(weight)은 모든 변수와 양의 상관이 있다.

3. 상자그림

이는 전통적인 히스토그램(histogram)대신 자료를 크게 네 등분한 사분위수(quartiles), 최대값과 최소값으로 자료의 분포를 보여주는 대표적인 그림이다. 이는 1에서 제공하는 정보를 바탕으로 그려진 것으로 상자의 중간은 중위수를 나타내며 Q_1 (1사분위수), Q_3 (3사분위수)로 상자를 구성한다. 다음으로 사분위수 범위 $IQR = Q_3 - Q_1$에 대해 위와 아래 울타리의 경계값 $Q_1 - 1.5 \times IQR$, $Q_3 + 1.5 \times IQR$을 구하고 이 울타리 범위 내에 포함되는 관측값 중 최소값과 최대값의 위치에 수직선을 긋고 상자와 연결한다. 만약, 울타리 범위를 벗어나는 관측값들이 존재하면 해당 값들을 이상값이라 부르며 상자그림 상에 ◦(혹은 *)로 표시한다. 현재 pulse1에 이상값이 존재한다.

4. 줄기-잎 그림

분포적 특징을 보여주는 3. 상자그림은 사분위수를 포함하고 있어 개체들의 수치값을 알 수 없으나 줄기-잎 그림은 자료의 값을 짐작할 수 있다. 예를 들자면 pulse1의 경우 자료값 58과 58은 줄기가 5이고 잎이 8이며 height의 자료값 183, 185, 185는 줄기가 18이고 잎이 3, 5, 5이다. 1과 3에서 살펴 본 분포의 특징도 보여준다. 줄기와 잎은 자료값의 크기에 따라 조정 가능하다.

[보기 1.4.3]과 [보기 1.4.4]는 [표 1.3.2]의 매복치 자료의 질적 자료에 대해 도수분포표와 원도표, 막대그림을 요약하며, 양적 자료에 기술통계, 다중 산점도, 상자그림, 줄기그림을 요약하고 있다. 해석은 [보기 1.4.1]과 [보기 1.4.2]를 참고하기 바라며 1.5절의 R-코드 실습에 정리되어 있는 [R-코드 1.5.2](매복치자료요약.R)는 [보기 1.4.3]과 [보기 1.4.4]의 결과를 제공하기 위한 것이다.

보기 1.4.3 [표 1.3.2] 매복치 자료의 질적 자료의 요약

[표 1.3.2]에서 질적 자료는 발치 난이도(Di)와 발치 난이도 예측 지수(PI)는 순위형 자료와 성별(sex), 치아번호(T), 동반합병증(C) 등 나머지는 명목형 자료에 의해서 구성된다. 이 중에서 치아번호에 대하여 상하악 제3대구치 (18, 28)과 (38, 48)과 기타 범주로 구성하여 이에 대해서 요약하기로 하자.

1. 도수분포표

	freq	rel_freq
(18,28)상악 제3대구치	54	0.06537530
(38,48)하악 제3대구치	762	0.92251816
기타	10	0.01210654

2. 원도표

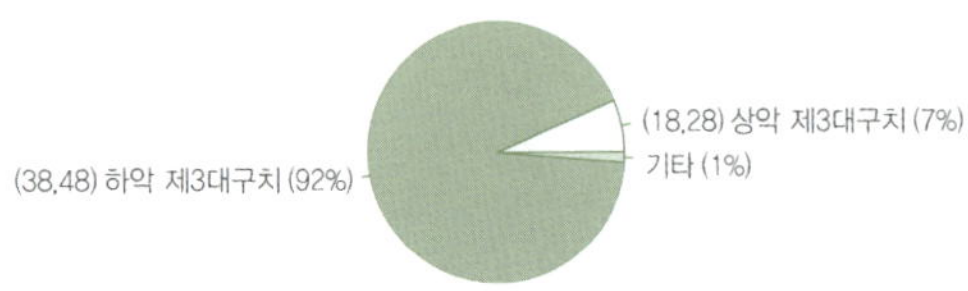

3. 막대그림

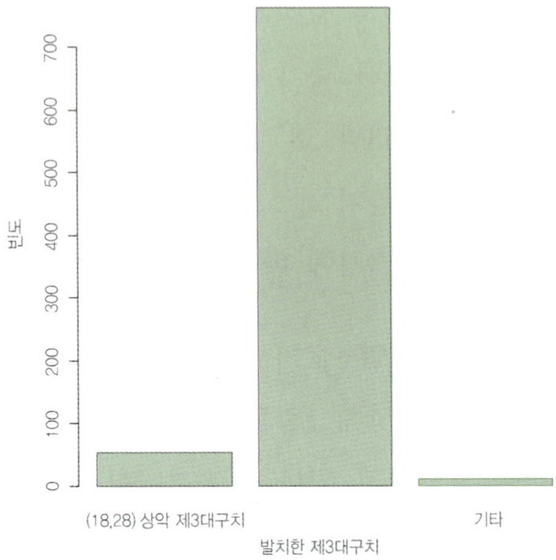

보기 1.4.4 **[표 1.3.2] 매복치 자료의 양적 자료의 요약**

[표 1.3.1]에서 양적 자료는 나이(age)에 의한 연속형 자료와 비록 명목형 자료지만 연속형 자료로 처리 가능한 발치 난이도(Di)와 발치 난이도 예측지수(PI)에 의해서 이들을 동시에 요약하기로 하자. 다만, 발치 난이도는 1점~5점, 발치 난이도 예측지수는 0점~10점인 등 간격 척도로 되어 있다.

1. 기술통계(descriptive statistics)

```
   발치난이도        발치난이도예측지수        나이
 Min.   :1.000   Min.   : 0.000   Min.   : 6.00
 1st Qu.:3.000   1st Qu.: 4.000   1st Qu.:21.00
 Median :3.000   Median : 5.000   Median :25.00
 Mean   :3.408   Mean   : 4.493   Mean   :27.65
 3rd Qu.:4.000   3rd Qu.: 6.000   3rd Qu.:32.00
 Max.   :5.000   Max.   :10.000   Max.   :75.00
```

2. 다중 산점도(multiple scatter plot)

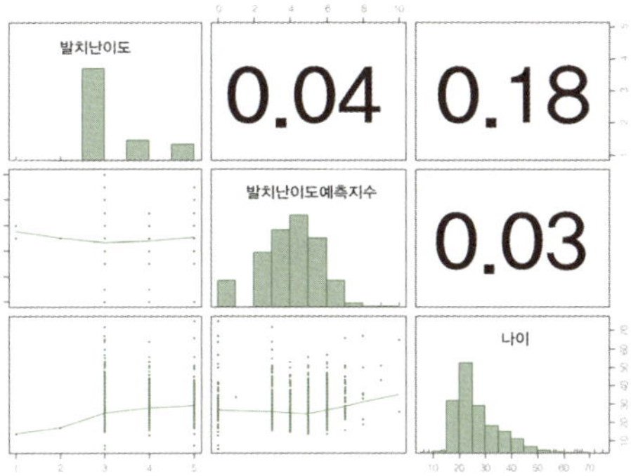

3. 상자그림(box plot)

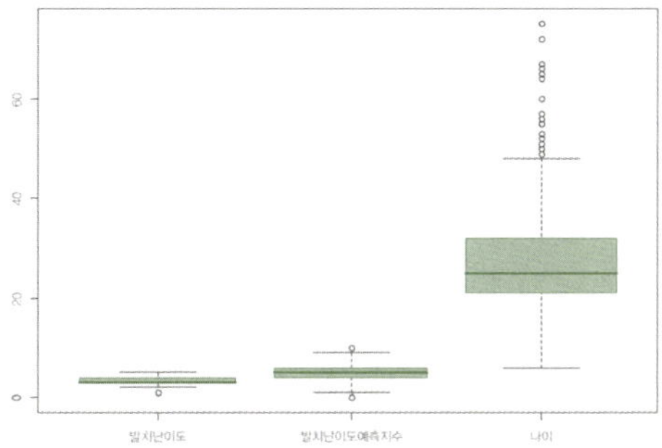

4. 줄기－잎 그림(stem－and－leaf plot)

발치 난이도	10 | 00 12 | 14 | 16 | 18 | 20 | 00 22 | 24 | 26 | 28 | 30 | 00000000000000000000000000000000000000000000000000000000000000000000+506 32 | 34 | 36 | 38 | 40 | 00000000000000000000000000000000000000000000000000000000000000000000+49 42 | 44 | 46 | 48 | 50 | 00000000000000000000000000000000000000000000000000000000000000000000+27
발치 난이도 예측지수	0 | 0000000000000000000000000000000000000000000000000000000000000 1 | 00 2 | 3 | 00000000000000000000000000000000000000000000000000000000000000000000+49 4 | 00000000000000000000000000000000000000000000000000000000000000000000+101 5 | 00000000000000000000000000000000000000000000000000000000000000000000+135 6 | 00000000000000000000000000000000000000000000000000000000000000000000+82 7 | 000000000000000000000000000000000000000000000000000000000000000 8 | 000000000 9 | 00 10 | 00
나이	0 | 688 1 | 3444 1 | 55566666666666666677777777777777777777777777777777777788888888888888+41 2 | 00000000000000000000000000000000000000000111111111111111111111111111+184 2 | 55555555555555555555555555555555555555555555555555556666666666666666+89 3 | 00000000000000000000000011111111111111111111111122222222222222222333+19 3 | 55555555556666666666666666667777777777777777788888888888889999999 4 | 00000000001111111111111112222222222333333333344444 4 | 555566666777889 5 | 000000000001111122333 5 | 56677 6 | 044 6 | 5677

1.5 R - 코드 실습

R을 활용하여 자료를 요약하는 데 있어 질적 자료의 원도표, 막대그림은 함수 pie()와 barplot()이 요구되는 데 이들 함수에 사용되는 분할표는 table()를 활용해서 만들어진다. 양적 자료의 요약은 함수 summary()가 제공하는 평균(mean), 분산(variance), 분위수(quantiles), 최대값, 최소값 등 기초통계량에 의해 이루어진다. 두 변수들 간의 경향을 한꺼번에 시각적으로 보여주는 다중 산점도는 library(psych)의 함수 pairs.panels()에 의해서 제공되며 다음으로 중위수를 중심으로 개체들의 흩어진 정도를 보여주는 상자그림은 boxplot()을 제공한다. 그리고 줄기－잎 그림은 함수 stem()에 의해서 제공된다.

[R－코드 1.5.1](심장박동수자료요약.R)은 [보기 1.4.1]과 [보기 1.4.2]의 심장 박동수 자료의 질적 자료와 양적자료 요약을 위한 것이다. [R－코드 1.5.2](매복치자료요약.R)는 [보기 1.4.3]과 [보기 1.4.4]의 매복치 자료의 질적 자료와 양적 자료의 요약을 위한 것이다.

[R-코드 1.5.1] **[보기 1.4.1]과 [보기 1.4.2]를 위한 R-코드(심장박동수자료요약.R)**

```
setwd("E:/R_기초통계학/R-codes")
data1.3.1<-read.table("pulse.txt", header=T)
x<-data1.3.1
x
## [보기 1.4.1] 질적자료의 표현
# 운동량: 막대그림, 원도표
win.graph()
par(mfrow=c(1,2))
activity=x[,8]
freq=table(activity)
rel_freq=prop.table(freq)
cbind(freq, rel_freq)
y=round(rel_freq*100)
z=paste(lab=c("1:적음", "2:보통", "3:많음"), "(",y,"%",")")
pie(freq,labels=z)
barplot(freq, xlab="운동량(1:적음, 2:보통, 3:많음)", ylab="빈도")

## [보기 1.4.2] 양적자료의 표현 : 처음과 나중 심장 박동수, 키, 몸무게
x1<-x[, c(1,2,6,7)]
```

```
# [1] 기술통계
summary(x1)
# [2] 다중산점도
library(psych)
pairs.panels(x1, density=F, ellipses=F)
# [3] 상자그림
boxplot(x1, col="lightblue")
# [4] 줄기-잎 그림
for (j in 1:4){
stem(x1[,j])
}
```

[R-코드 1.5.2] **[보기 1.4.3]과 [보기 1.4.4.]를 위한 R-코드(매복치자료요약.R)**

```
setwd("E : /R_기초통계학/R-codes")
#### original data(826x34) ####
data1.3.2 <- read.table("molar.txt", header=T)
data<-data1.3.2

## [보기 1.4.3] 질적자료의 표현
# 발치한 매복치 : 상하악 제3대구치
tcat3 <- NULL
        tcat3[data$T==18 | data$T==28] <- "(18,28)상악 제3대구치"
        tcat3[data$T==38 | data$T==48] <- "(38,48)하악 제3대구치"
        tcat3[is.na(tcat3)]<-"기타" #상하악 제3대구치를 제외한 치아
        tcat3 <- as.factor(tcat3)

# 제3대구치 : 원도표, 막대그림
win.graph()
par(mfrow=c(1,2))
freq=table(tcat3)
rel_freq=prop.table(freq)
cbind(freq, rel_freq)
y=round(rel_freq*100)
z=paste("(",y,"%",")")
z=paste(lab=rownames(freq), "(",y,"%",")")
pie(freq,labels=z)
barplot(freq, xlab="발치한 제3대구치", ylab="빈도")

## [보기 1.4.4] 양적자료의 표현
발치난이도=data$Di
발치난이도예측지수 = data$PI
나이 = data$age
```

```
x1<-cbind(발치난이도, 발치난이도예측지수, 나이)
#[1] 기술통계량
summary(x1)
# [2] 다중산점도
library(psych)
pairs.panels(x1, density=F, ellipses=F)
# [3] 상자그림
boxplot(x1, col="lightblue")
# [4] 줄기-잎 그림
for (j in 1 : 4){
stem(x1[,j])
}
```

CHAPTER 02 한 집단의 비교

2.1 귀무가설과 대립가설

어떤 모수에 관한 주장이나 추측 등을 표본자료에 의하여 증명하고자 할 때 통계적 가설 검정의 문제가 제기된다. 예를 들자면 [보기 1.4.4]의 매복치 자료에서 쉽게 발치를 하는 방법을 개발하여 발치 난이도를 낮추는 데에 관심이 있는 연구가 있다고 하자. 일반적으로 1점~5점으로 매우 쉬움부터 매우 어려움까지로 되어 있는 발치 난이도는 평균 $\mu = 3.8$점으로 알려져 있다. 따라서 연구자는 새 발치 방법의 난이도 평균이 기존 발치 방법의 난이도 평균 $\mu = 3.8$점보다는 낮다고 믿고 있다. 이를 증명하기 위하여 환자 826명을 대상으로 한 표본자료 [표 1.3.2](molar.txt)로부터 표본평균 $\overline{X}$를 계산한다고 하자. 실제 모평균 μ가 3.8점보다 낮다는 주장을 통계적으로 증명하기 위해서 이 결과를 어떻게 이용해야 하는지를 살펴보자.

제기된 주장의 타당성을 검정할 때, 통계학자들은 귀무가설(null hypothesis)과 대립가설(alternative hypothesis)이란 용어를 사용한다. 증명을 필요로 하는 주장을 대립가설(H_1)이라 하고 이 가설과 다른 주장 또는 기존의 주장을 귀무가설(H_0)이라 분류한다. 예를 들자면 새 발치 방법에 의한 발치 난이도 모평균 μ가 3.8보다 낮다고 제기된 주장은 대립가설 $H_1: \mu < 3.8$이 된다. 귀무가설은 이 대립가설에 반대되는 두 가지 경우($\mu = 3.8$과 $\mu > 3.8$)에 대하여 세워진다. 그러나 연구자는 이 두 가지를 구분하지 않고 단순히 '새 발치 방법의 난이도 평균과 기존 발치 방법의 난이도 평균에 있어서 차이가 없다'를 귀무가설로 하게 된다. 따라서 다음과 같은 귀무가설과 대립가설을 세우게 된다.

$$H_0: \mu = 3.8, \quad H_1: \mu < 3.8$$

대립가설은 H_1: $\mu < 3.8$와는 반대의 H_1: $\mu > 3.8$가 있고 또는 이 두 가지를 모두 수용하는 H_1 : $\mu \neq 3.8$이 있다.

2.2 표본의 모평균 검정

1.2절의 새 발치 방법의 난이도 평균에 관한 귀무가설 H_0: $\mu = 3.8$에 대해 표본자료를 이용하여 기각 여부를 결정해야 한다. 이는 모평균 μ에 대응하는 표본자료의 표본평균 $\overline{X}$를 사용하는 것이 타당하다. 더 나아가 $\overline{X}$가 어떤 값일 때 H_0를 기각할 것인지를 살펴보아야 한다. 새 발치 방법에 의한 난이도는 기존 방법 보다 작다는 새 주장은 H_1 : $\mu < 3.8$이므로 $\overline{X}$의 값이 작을 때 H_0를 기각하고 새 주장 H_1이 옳다고 할 수 있다. $\overline{X}$의 값이 작을 때를 $\overline{X} \le c$라 하면, 여기서c는 귀무가설 H_0를 기각하는 기각치(critical value)라 하며, $\overline{X} \le c$의 구간은 기각역(rejection region 또는 critical region)이 된다. 실제로 c는 표본의 분포에 따라 결정된다.

일반적으로 표본의 크기 n이 30보다 큰 대표본의 경우 단지 평균이 μ이고 표준편차가 σ인 모집단의 분포에 관계없이 $\overline{X}$의 분포는 근사적으로 평균이 μ이고 표준편차가 $\sigma/\sqrt{n}$인 정규분포를 따른다는 사실을 알고 있다. σ를 모를 경우 표본표준편차 s를 사용해도 된다. 따라서 $\overline{X}$의 표준화된 통계량

$$Z = \frac{\overline{X} - \mu}{\sigma/\sqrt{n}} \text{ 또는 } Z = \frac{\overline{X} - \mu}{s/\sqrt{n}} \tag{2.2.1}$$

은 근사적으로 $N(0,1)$분포를 따르게 된다. 식 (2.2.1)의 표준화된 통계량 Z를 검정통계량(test statistic)이라 하며 z를 검정통계량의 관측값이라 하면, 이를 이용하여 기각역 $\overline{X} \le c$ 대신에 $z \le -z_\alpha$를 정의할 수 있다. 여기서 기각치 z_α는 α의 확률을 정하면 표본정규분포표로부터 구할 수 있다. α는 유의수준(significance level)이라 하는데 귀무가설 H_0를 잘못 기각할 확률로 이 확률을 작게 하는 것이 가장 이상적이다. 대개 α를

0.10, 0.05, 또는 0.01과 같이 미리 정해진 수준으로 고정시키고 기각역을 결정하게 된다. 예를 들자면 $\alpha = 0.05$이면 $z_{0.05} = 1.645$가 된다.

그러나 유의수준에 따라 검정의 결과가 달라지기 때문에 여러 상황에서 적절한 유의수준을 정하는 것은 쉽지 않다. 기왕이면 대립가설의 형태에 따라 검정통계량의 관측값 z를 기각치로 하면서 귀무가설을 기각할 확률을 이용하는 것도 좋은 방법이 되며 실제 이 확률은 검정통계량의 관측값 z를 이용하여 H_0을 기각할 수 있는 최소 유의수준이 된다.

이를 관측값 z의 유의확률(significance probability) 또는 $p-$값(p−value)이라 부른다. 아주 작은 $p-$값은 H_0를 기각하는 강력한 기준이 되고 따라서 검정 결과는 통계적으로 아주 유의하게 된다. 일반적으로 $p-$값은 H_0가 참일 때 검정통계량이 실제 표본을 통한 대립가설의 형태에 따른 검정통계량의 관측값과 같거나 더 지나친 값을 취할 확률이다.

요약하자면 가설 검정에서 미리 정한 유의수준 α와 관련된 검정통계량의 분포와 관측치를 활용한 기각치와 기각역을 활용하는 것 대신 검정통계량의 관측값의 유의확률인 $p-$값을 구하고 가설 검정의 상황에 따라 정한 유의수준 α보다 작으면 귀무가설 H_0를 기각하게 되는 검정 방법을 고려할 수 있다. 즉, 매우 작은 $p-$값은 대립가설 H_1을 뒷받침 하는 강력한 증거가 되며 통계적으로 아주 유의한(highly statistically significant) 검정의 결과를 제공한다.

$p-$값($p-$value)의 정의와 활용
• H_0가 참일 때 검정통계량이 표본을 통한 검정통계량의 관측값과 같거나 더 지나친 값(크거나 작은 값)을 취할 확률이다. • $p-$값$< \alpha \Rightarrow$ 귀무가설 H_0를 기각한다.

R을 포함한 많은 통계 패키지에서는 검정통계량의 관측값을 포함하여 정확한 검정통계량의 분포를 바탕으로 유의확률 $p-$값을 제공하므로 본 저서의 본문 중 여러 보기에서는 기각치와 기각역을 이용한 검정 방법 대신에 $p-$값을 활용한 검정을 보이고자

한다.

[보기 2.2.1]에서는 [보기 1.4.1]을 이용하여 유의확률 p – 값의 계산에 대한 예와 검정방법을 보여주고 있다. 이를 위한 2.5절의 R – 코드 [매복치발치난이도 – Z – 검정.R]을 참고 하면 된다.

보기 2.2.1 **발치 난이도에 대한 가설 및 검정의 이해**

[보기 1.4.1] 발치 난이도에 대한 표본자료 [표 1.3.2]에서 $n = 826$이고 표본평균 $\overline{x} = 3.408$와 표준편차 $s = 0.722$이므로 유의수준 0.05에서

$$H_0 : \mu = 3.8, \quad H_1 : \mu < 3.8$$

를 검정통계량의 관측값과 유의확률 p – 값을 구하여 검정하라.

[1] $\overline{X}$의 분포는 근사적으로 $N(3.8, \dfrac{0.722^2}{826})$이 되고 이를 표준화한 검정통계량은 근사적으로 표준정규분포를 따른다.

$$Z = \frac{\overline{X} - 3.8}{0.722/\sqrt{826}} \simeq N(0,1)$$

[2] 표본평균이 $\overline{x} = 3.408$이므로 검정통계량의 관측값 :

$$z = \frac{\overline{x} - \mu_0}{s/\sqrt{n}} = \frac{3.408 - 3.8}{0.722/\sqrt{826}} = -15.615$$

[3] 대립가설의 형태 $H_1 : \mu < 3.8$에 따른 유의확률 :

$$p\text{–값} = P[Z \le z] = P[Z \le -15.615] = 0.000$$

[4] 유의수준 $\alpha = 0.05$에서 p – 값 $< \alpha$이므로 귀무가설 H_0를 기각한다.

[5] 이 자료에 따르면 새 발치 방법은 난이도 평균이 기존 발치 방법에 비해 낮음을 알 수 있다.

2.3 단측 검정과 양측 검정

지금까지 [보기 2.2.1]에서 검정한 $H_0: \mu = 3.8$, $H_1: \mu < 3.8$에서 세워진 대립가설 $H_1: \mu < 3.8$과는 반대로 $H_1: \mu > 3.8$이 되면 $p-$값 $= P[Z \geq z]$을 사용하게 된다. 이 들 두 가지 대립가설의 검정을 단측 검정(one-sided test 또는 one-tailed test)이라 부른다. 이와 대조적으로, 어떤 문제에서는 귀무가설 $H_0: \mu = \mu_0$, $H_1: \mu \neq \mu_0$를 검정하기도 하며 이를 양측 검정(two-sided test)이라 한다. 이 경우 유의확률

$$p-\text{값} = P[|Z| \geqq z] = 2P[Z \geqq z] = 2P[Z \leqq -z]$$

을 사용한다.

[보기 2.3.1]과 [보기 2.3.2]는 [보기 2.2.1]의 검정과 다른 단측 검정과 양측 검정을 보여 주고 있다. 이를 위한 R－코드는 [콜레스테롤－Z－검정.R]과 [매복치발치난이도－양측Z－검정.R]을 각각 참고 하면 된다.

보기 2.3.1 콜레스테롤 수치 단측검정

총 콜레스테롤 수치는 $200mg/dL$ 이하로 유지하는 것이 좋다고 알려져 있다. 평소 운동이 부족한 사람 40명의 콜레스테롤 관측치로 계산된 표본평균과 표본표준편차가 각각 $242mg$과 $22mg$이라면 귀무가설과 대립가설을 세우고 유의수준 0.025에서 검정하라.

[1] 운동이 부족한 사람들의 콜레스테롤 양은 기준 수치보다 높을 것이라 여기므로 귀무가설과 대립가설은 다음과 같이 세울 수 있다.

$$H_0: \mu = 200,\ H_1: \mu > 200$$

[2] $n = 40$이고 관측값 $\overline{x} = 242, s = 22$를 이용하면 검정통계량의 관측값 :

$$z = \frac{241 - 200}{22/\sqrt{40}} = 12.074$$

[3] 대립가설의 형태 $H_1: \mu > 200$에 따라 유의확률 :

$$p-\text{값} = P[Z \geq 12.074] = 1 - P[Z \leq 12.074] = 0.000$$

[4] 유의수준 $\alpha = 0.025$에서 $p-$값$< \alpha$이므로 귀무가설 H_0를 기각한다.

[5] 이 자료는 평소 운동이 부족한 사람들의 평균 콜레스테롤 수치는 기준보다 높다는 것을 보여주고 있다.

보기 2.3.2 매복치 발치 난이도 평균의 양측검정

[보기 2.2.1]에서 매복치 발치 난이도 평균에 대한 대립가설 $H_1 : \mu < 3.8$ 대신에 $H_1 : \mu \neq 3.8$에 대하여 환자 $n = 826$이고 표본평균 $\overline{x} = 3.408$와 표준편차 $s = 0.722$이므로 유의수준 0.05에서 검정하여 보라.

[1] 가설 : $H_0 : \mu = 3.8$, $H_1 : \mu \neq 3.8$

[2] 표본평균 $\overline{x} = 3.408$와 표준편차 $s = 0.722$이므로 검정통계량의 관측값 :

$$z = \frac{3.408 - 3.8}{0.722/\sqrt{826}} = -15.604$$

[3] $H_1 : \mu \neq 3.8$의 형태에 따라 양측검정이므로 유의확률 :

$$p-\text{값} = P[|Z| \geq 15.604] = 2P[Z \geq 15.604] = 0.000$$

[4] 유의수준 $\alpha = 0.05$에서 $p-$값$< \alpha$이므로 귀무가설 H_0를 기각한다.

[5] 양측검정의 결과 새 발치 방법과 기존 방법의 난이도 평균이 다름을 확인할 수 있다.

지금까지의 표본의 크기 $n > 30$으로 비교적 크다고 할 수 있는 대표본에서 모집단의 분포에 무관하게 모평균 μ의 가설 검정에 대해서 살펴보았다. 일반적으로 이런 검정을 대표본의 모평균의 귀무가설 $H_0 : \mu = \mu_0$에 대한 유의수준 α에서 검정통계량 식 (2.2.1)에 의한 $Z-$검정이라 하며 대립가설별로 요약하자면 다음과 같다.

대표본의 모평균에 대한 $Z-$검정

귀무가설	대립가설	$p-$값
$H_0 : \mu = \mu_0$	$H_1 : \mu > \mu_0$	$P[Z \geq z]$
	$H_1 : \mu < \mu_0$	$P[Z \leq z]$
	$H_1 : \mu \neq \mu_0$	$P[\lvert Z \rvert \geq z]$

이번에는 표본의 크기가 작은 소표본($n \leq 30$)의 경우에도 모집단의 분포가 정규분포 $N(\mu, \sigma^2)$라는 가정이 있다면 검정통계량만 바꾸면 $Z-$검정과 전체적으로 동일한 절차로 검정을 할 수 있다. 즉, 소표본인 경우 귀무가설 $H_0: \mu = \mu_0$에서 검정통계량

$$T = \frac{\overline{X} - \mu_0}{s/\sqrt{n}} \tag{2.3.1}$$

는 자유도 $df = n-1$인 $t-$분포를 따른다. 따라서 실제 자료인 표본을 통한 식 (2.3.1)의 검정통계량의 관측값 t에 의한 모평균에 대한 가설 검정은 다음과 같이 정리되며 이를 소표본의 모평균에 대한 유의수준 α에서 $t-$검정이라 한다.

소표본의 모평균에 대한 $t-$검정

귀무가설	대립가설	p-값
$H_0: \mu = \mu_0$	$H_1: \mu > \mu_0$	$P[T \geq t]$
	$H_1: \mu < \mu_0$	$P[T \leq t]$
	$H_1: \mu \neq \mu_0$	$P[\|T\| \geq t]$

보기 2.3.3 Lee 등(2015)의 주걱턱 수술 후 수평측 거리 변화의 자료 일부

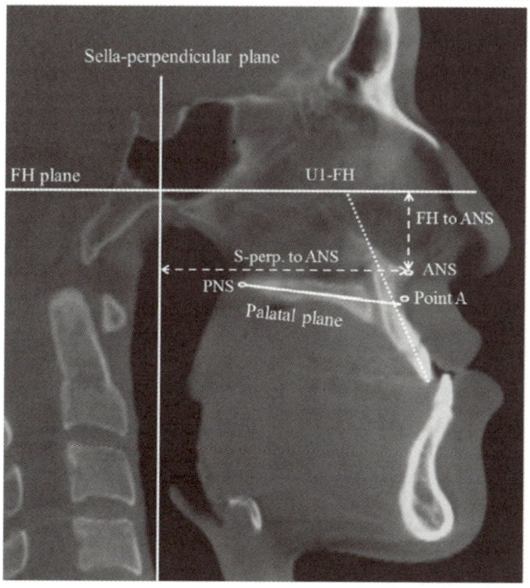

- Sella perpendicular : 두개골의 기준점인 sella에서 수직으로 내린 기준 선
- ANS(anterior nasal spine) : 측면에서 바라볼 때 입천장의 가장 앞쪽 뾰족한 부분
- FH(frankfort horizontal) Plane : 정면을 바라볼 때 바닥과 평행되는 선으로 보통 치과 영역에서 수평 기준선
- point A : 윗턱에서 ANS부터 시작되는 만곡점 중 가장 후방부
- S-perpendicular to the PNS : 수평측 거리 변화(mm)

[그림 2.3.1] Cone－beam computed tomographic (CT) images

[그림 2.3.1]에서 골격성 Class III 기형(하악이 나온 보통 주걱턱)을 양악수술한 후 상악(윗턱) 전치부 변형 중 수평측 거리 변화인 S-perpendicular to the PNS을 측정한 환자 10명의 표본자료는 다음과 같고 정규분포를 따른다.

23.46, 20.94, 20.28, 19.55, 18.05, 18.03, 23.39, 16.84, 12.47, 28.80

S-perpendicular to the PNS의 거리 변화가 20보다 큰지를 귀무가설과 대립가설을 세우고 이를 유의수준 $\alpha = 0.01$에서 검정하여 보라.

[1] μ를 거리 변화라 하면 $\mu > 20$이고 귀무가설과 대립가설은 다음과 같다.

$$H_0 : \mu = 20, \quad H_1 : \mu > 20$$

[2] 표본의 크기가 $n = 10$인 소표본이며 정규분포를 따르므로 t−검정을 실시할 수 있다.
표본평균, 표준편차, 검정통계량의 관측값의 계산 :

$$\overline{x} = 20.181, \quad s = 4.42$$

$$t = \frac{20.181 - 20}{4.42/\sqrt{10}} = \frac{0.181}{1.398} = 0.129$$

[3] 대립가설 $H_1 : \mu > 20$의 형태에 따른 자유도 $df = n - 1 = 9$일 때 유의확률 :

$$p-\text{값} = P[T \geq t] = P[T \geq 0.129] = 0.450$$

[4] 유의수준 $\alpha = 0.01$에서 $p-$값$> \alpha$이므로 귀무가설 H_0가 기각되지 않는다.
[5] 10개의 표본자료는 모평균이 수평측 거리변화가 20임을 보여준다.

따라서 대표본의 모평균의 검정에 대해선 검정통계량의 관측값 z에 의해 대립가설의 형태에 따라 각각 구한 유의확률 $P(Z \geq z)$, $P(Z \leq z)$, $P(|Z| \geq z) = 2P(Z \geq z) = 2P(Z \leq -z)$인 $p-$값에 의해서 검정을 하게 된다.

소표본의 모평균의 검정에서는 검정통계량의 관측값 t에 의해서 $p-$값으로 대립가설의 형태에 따라 구한 $P(T \geq t)$, $P(T \leq t)$, $P(|T| \geq t) = 2P(T \geq t) = 2P(T \leq -t)$을 고려하게 된다.

2.4 모비율의 검정

1.2절의 [보기 1.2.1]의 청소년 인구 중 치아 교정률과 [보기 1.2.2]의 우리나라 안면 비대칭 환자 중 턱관절 정상률에 대해 검정을 한다면 이 검정은 모비율 p에 대한 가설 검정에 해당한다. 소표본의 경우는 개념적으로 앞서 정리해온 모평균의 가설 검정의 절차와 달리 복잡하므로 생략하고 대표본인 경우만 다루기로 한다.

모비율 p인 모집단으로부터 모비율과 관련된 특성의 경우의 수를 X라 하면 귀무가설 $H_0: p = p_0$에서 모비율의 추정량 $\hat{p}$은 n이 클 때 근사적으로 다음과 같이 정규분포를 따른다.

$$\hat{p} = \frac{X}{n} \simeq N\left(p_0,\ \sqrt{p_0 q_0 / n}\right) \tag{2.4.1}$$

따라서 식 (2.4.1)로부터 표준화된 검정통계량은 식 (2.4.2)와 같이 근사적으로 표준정규분포를 따른다.

$$Z = \frac{\hat{p} - p_0}{\sqrt{p_0 q_0 / n}} \approx N(0, 1) \tag{2.4.2}$$

표본을 통한 대표본의 모비율 p에 대한 식 (2.4.2)의 검정통계량의 관측값 z에 의한 유의수준 α에서 $Z-$검정은 모평균 μ에 대한 $Z-$검정과 유사한 방법으로 다음과 같다.

대표본의 모비율에 대한 $Z-$검정

귀무가설	대립가설	$p-$값
$H_0: p = p_0$	$H_1: p > p_0$	$P[Z \geq z]$
	$H_1: p < p_0$	$P[Z \leq z]$
	$H_1: p \neq p_0$	$P[\lvert Z \rvert \geq z]$

[보기 2.4.1]은 치관주위염 있는 환자들의 치아 합병증 발생률에 대한 양측검정으로

2.5절의 [실습 2.5.3]의 R−코드 [치아합병증발생률−Z−검정.R]을 참고하라.

보기 2.4.1 치아 합병증 발생률

치관주위염 있는 환자들 중 10%가 발치 후 9가지 합병증(출혈, 인접치 손상, 신경손상, 개구장애, 심한 통증 및 부종, 건성 발치, 감염, 발치 중단, 기타)의 발생 빈도가 한 가지 이상으로 알려져 있다. 이 비율이 일반적인지를 보기 위하여, 200명의 환자를 조사한 결과 25명이 합병증이 발생 하였다. 이 표본 자료에 의해 현재 이 환자의 비율이 알려진 것과 달라졌다고 할 수 있는지를 살펴보라.

[1] 모비율 p를 합병증 발생 비율이라 하면 p가 일반적으로 알려진 비율 0.10과 다른지에 대한 증거를 찾고 있으므로, 가설은 다음과 같다.

$$H_0: p = 0.10,\ H_1: p \neq 0.10.$$

[2] 표본의 크기 $n = 200$은 충분히 크므로 대표본에 해당하며 모비율 p의 추정치는 $\hat{p} = 25/200$이고 $H_0: p = 0.10$에서 검정통계량의 관측값은 다음과 같다.

$$z = \frac{(25/200) - 0.1}{\sqrt{0.1 \times 0.9/200}} = \frac{0.125 - 0.1}{0.021} = 1.179$$

[3] 대립가설 $H_1: p \neq 0.10$의 형태에 따른 유의확률 :

$$p-\text{값} = P[|Z| \geq 1.179] = 2P[Z \geq 1.179] = 0.239$$

[4] 유의수준 $\alpha = 0.05$에서 $p-$값$> \alpha$이므로 귀무가설 H_0가 기각되지 않는다.

[5] 양측검정의 결과 일반적으로 알려진 합병증 발생 비율이 달라졌다고는 할 수 없다.

2.5 R - 코드 실습

R에서 한 집단의 비교를 위해서는 대표본의 경우 $Z-$검정을 위한 직접 작성된 함수 z.test()를 활용하며 함수 pvalue=pnorm(z)는 유의확률 $p-$값을 제공한다. 소표본의 모평균에 대한 $t-$검정을 위한 t.test( ) 함수를 활용하며 모비율 검정을 위해선 함수 prop.test()에 의해서 $Z-$검정을 제공하고 있다.

[실습 2.5.1] [R－코드 2.5.1](매복치발치난이도－Z－검정.R)은 [보기 2.2.1]에서 $n=826$인 대표본의 경우로 발치 난이도 모평균에 대한 $H_0: \mu=3.8, H_1: \mu<3.8$을 검정하기 위해 작성한 z.test() 함수를 활용한 것이다. 이 함수를 사용하기 위해서는 코드에서 자료 x＝발치난이도와 모평균 3.8이 필요하다. 실제 코드에서 z＝z.test(x, 3.8)에 해당한다. 전체 자료 data로부터 발치 난이도에 관련된 발치난이도＝data$Di를 자료로 활용한다. R－코드 pvalue＝pnorm(z)는 유의확률 $p-$값을 제공한다.

[결과 2.5.1]의 －15.61452는 검정통계량의 관측값 z에 해당하며 2.899154e－55가 $p-$값으로 확률값 $P[Z\leq -15.615]$에 해당한다. 유의수준 $\alpha=0.05$보다도 매우 작아 귀무가설 $H_0: \mu=3.8$을 충분히 기각한다.

[R－코드 2.5.1] **[보기 2.5.1] 대표본의 모평균에 대한 $Z-$검정**

```
setwd("E:/R_기초통계학/R-codes")
#### original data(826x34) ####
data1.3.2 <- read.table("molar.txt", header=T)
data<-data1.3.2

## [보기 1.4.4] 양적자료의 표현
발치난이도=data$Di
m=mean(발치난이도)
v=var(발치난이도)
s=sd(발치난이도)
list(m, v, s)

## Z-test
z.test = function(x, mu){
zeta = (mean(x) - mu)/(sqrt(var(x)/length(x)))
return(zeta)}
x=발치난이도
z=z.test(x, 3.8)

# 기각치(유의수준 5%),p-값
cvalue=qnorm(1-0.05)
pvalue=pnorm(z)
list(z, cvalue, pvalue)
```

[결과 2.5.1] **[R-코드 2.5.1]의 수행 결과**

```
>list(z, cvalue, pvalue)
[[1]]
[1] -15.61452
[[2]]
[1] 1.644854
[[3]]
[1] 2.899154e-55
```

[실습 2.5.2] [R-코드 2.5.2](상악전치부변형-t-검정.R)는 $n = 10$인 소표본의 모평균에 대한 t-검정을 위한 t.test( ) 함수를 활용한 것이다. 이는 [보기 2.3.3]에서 주걱턱 양악 수술 후 전치부 변형 중 수평측 거리변화에 대한 $H_0: \mu = 20$, $H_1: \mu > 20$의 검정을 보여주고 있다. 특히, t.test() 함수에서 지정하는 옵션 x는 입력자료 x=c(23.46, 20.94, ..., 28.80)를 나타내고 mu=20은 귀무가설의 모평균 그리고 alternative="greater"는 단측 대립가설 $H_1: \mu > 20$에 따른 옵션이다. 참고로 또 다른 단측 대립가설 $H_1: \mu < 20$이면 alternative="less"를 지정하고 양측 대립가설 $H_1: \mu \neq 20$이면 alternative = "two.sided"를 지정하면 된다.

[결과 2.5.2]에서 표본 평균은 20.181이고 표준편차는 4.423554이다. 검정통계량의 관측값 t = 0.1294는 자유도 df = 9임을 나타내고 있다. 특히, p-값 = 0.4499는 유의수준 $\alpha = 0.05$보다도 큰 경우로 귀무가설 $H_0: \mu = 20$을 기각하지 못함을 보여준다.

[R-코드 2.5.2] **[보기 2.3.3] 소표본의 모평균에 대한 t-검정**

```
## [보기 2.3.3] S-perpendicular to the PNS
x=c(23.46, 20.94, 20.28, 19.55, 18.05, 18.03, 23.39, 16.84, 12.47, 28.80)
list(mean(x),sd(x))
t.test(x, mu=20, alternative="greater")
```

[결과 2.5.2] **[R-코드 2.5.2]의 수행 결과**

```
>list(mean(x), sd(x))
[[1]]
[1] 20.181
```

```
[[2]]
[1] 4.423554

>t.test(x, mu = 20, alternative = "greater")
One Sample t-test

data : x
t = 0.1294, df = 9, p-value = 0.4499
alternative hypothesis : true mean is greater than 20
95 percent confidence interval :
 17.61675Inf
sample estimates :
mean of x
 20.181
```

[실습 2.5.3] [R-코드 2.5.3](치아합병증발생률-Z-검정.R)은 [보기 2.4.1]에서 치관주위염 있는 환자들 중 10%가 발치 후 9가지 합병증이 발생한다고 알려져 있어 가설 $H_0: p=0.10$, $H_1: p \neq 0.10$에 대한 Z-검정을 보여주고 있다. 특히, # Z-검정은 검정통계량 식 (2.4.1)에 의해서, # Chiq-square test : prop.test()는 함수 prop.test()에 의해서 같은 Z-검정을 제공하고 있다.

[결과 2.5.3]에서 # Z-검정이하 코드에 의한 1.178511와 0.2385928은 검정통계량의 관측값과 p-값에 해당한다. 함수 prop.test()에 의해서 옵션으로 25는 합병증 발생 경우의 수, 200은 총 조사 환자 수, p=0.10은 귀무가설 $H_0: p=0.10$의 모비율 값이다. alternative="two.sided"는 양측 대립가설 $H_1: p \neq 0.10$에 대한 옵션이며 이미 [실습 2.5.2]의 [R-코드 2.5.2]에서 설명한바 있다.

끝으로 옵션 correct=FALSE는 Yates의 연속 보정 없이 근사적으로 표준정규분포를 따르는 식 (2.4.1)의 검정통계량 Z의 제곱 통계량 $X^2=Z^2$이 자유도 1인 X^2-분포가 된다는 수리적인 사실을 이용한다. 실제로 # Z-검정이하 코드에 의한 검정통계량의 관측값 1.178511의 제곱인 $z^2=(1.178511)^2$이 [결과 2.5.2]에서 X-squared = 1.3889에 해당한다. p-값 = 0.2386은 $\alpha=0.05$보다 크므로 H_0를 기각할 수 있는 증거는 불충분함을 보여준다.

[R-코드 2.5.3] **[보기 2.4.1] 대표본의 모비율에 대한 검정**

```
##대표본 모비율 검정 : [보기 2.4.1]

# Z-검정
n=200
p0=0.10
p=25/n
z=(p-p0)/sqrt(p0*(1-p0)/n)
z
pvalue=2*(1-pnorm(z))
list(z, pvalue)

# Chiq-square test : prop.test()
prop.test(25, 200, p=0.1,alternative="two.sided", correct=F)
```

[결과 2.5.3] **[R-코드 2.5.3]의 수행 결과**

```
>list(z, pvalue)
[[1]]
[1] 1.178511
[[2]]
[1] 0.2385928

>prop.test(25, 200, p = 0.1,alternative = "two.sided", correct = F)
1-sample proportions test without continuity correction

data : 25 out of 200, null probability 0.1
X-squared = 1.3889, df = 1, p-value = 0.2386
alternative hypothesis : true p is not equal to 0.1
95 percent confidence interval :
 0.08611974 0.17801425
sample estimates :
     p
0.125
```

참고로 식 (2.4.2)의 Z-검정 대신 카이제곱검정을 제공하는 함수 prop.test()에서 옵션 correct=FALSE는 Yates의 연속보정 없이 카이제곱검정을 하는 대신에 옵션 correct=TRUE를 사용하면 Yates의 연속보정을 반영한 식 (2.5.1)의 카이제곱 검정통계량을 사용하게 된다.

$$X^2 = Z^2 = \left[\frac{|\hat{p} - p_0| - \frac{1}{2n}}{\sqrt{p_0 q_0 / n}} \right]^2 \tag{2.5.1}$$

2.6 논문에서의 활용

[논문 제목] Resorptive remodeling in maxillary anterior region after bimaxillary surgery for skeletal Class Ⅲ deformities

골격적 Class III의 양악수술 후 상악에서의 흡수성 리모델링

Resorptive remodeling in maxillary anterior region after bimaxillary surgery for skeletal Class III deformities

Paul Lee [a], Yong-Il Kim [a,b,*], Seong-Sik Kim [b], Soo-Byung Park [b], Woo-Sung Son [b]

[a] *Department of Orthodontics, Biomedical research institute, Pusan National University Hospital, Busan, South Korea*
[b] *Department of Orthodontics, Dental research institute, Pusan National University Dental Hospital, Yangsan, South Korea*

Accepted 1 June 2015
Available online 6 July 2015

Abstract

The aim of this retrospective study was to evaluate bony remodelling in the anterior region of the maxilla after bimaxillary surgery for skeletal Class III deformities preoperatively, immediately postoperatively, and 6 months postoperatively. For accurate analysis, cone-beam computed tomographic (CT) images of 29 patients (12 men and 17 women; mean age 22 (range 19 to 44) years) were used. The nasopalatine canal, unaffected by the maxillary Le Fort I osteotomy, was used for the reference points (posterosuperior, midpoint, and posteroinferior). The changes in the distance from each of the points on the nasopalatine canal to the corresponding anterior border of the maxilla were measured and analysed at the 3 stages (p<0.05). Bony resorption was apparent during the postoperative period, and the mean resorption was -1.13 (1.53) mm at the posterosuperior level, -0.92 (0.83) mm at the midpoint, and -0.83 (0.88) mm at the posteroinferior level (p<0.01). These findings show that there had been resorptive remodelling postoperatively in the anterior maxillary region after bimaxillary surgery with superior maxillary movement, which suggests that the postoperative change in the position of point A is affected by operative movement as well as by postoperative relapse and bony remodelling.

[내용] 연구의 목적은 수술 전, 수술 직후, 수술 후 6개월에서 골격성 3급 부정교합자의 양악 수술 후 골의 remodeling을 평가하는 것이다. 분석을 위해 CBCT를 이용하여 29명의 환자(12명의 남성, 17명의 여성, 평균연령 22세(19~44세)를 사용하였다.

[보기 2.3.3]의 [그림 2.3.1]에서 이미 이 논문의 연구에서 임의로 만든 환자 10명의 소표본 자료에 대한 S−perpendicular to the PNS의 거리 변화 μ에 대한 가설 검정을 실시한바 있다. 여기에서는 실제 논문의 연구에서는 다른 환자 29명에 대하여 얻어진 자료를 활용하여

가설 $H_0: \mu = 20$, $H_1: \mu \neq 20$에 대한 양측검정을 적용하자. 이를 위한 [R－코드 2.6.1] (논문－소표본상악전치부변형－t－검정.R)과 [결과 2.6.1]을 참고 바란다.

[R－코드 2.6.1] **소표본의 모평균에 대한 t－검정**

```
## 2.6 논문에서의 활용
t0<-c(23.46, 17.26, 17.32, 20.94, 19.71, 17.44, 20.28, 20.84, 19.55, 19.37, 21.20, 18.05,
18.91, 18.03, 17.94, 22.20, 28.80, 18.54, 16.57, 18.88, 18.56, 20.16, 23.39, 16.84, 17.50,
22.74, 12.47, 18.71, 16.19)

#양측검정
t.test(t0,mu=20,alternative="two.sided")
```

[결과 2.6.1] **[R－코드 2.6.1]의 수행 결과**

```
>t.test(t0, mu = 20, alternative = "two.sided")
 One Sample t-test

data : t0
t = -1.1361, df = 28, p-value = 0.2655
alternative hypothesis : true mean is not equal to 20
95 percent confidence interval :
 18.24573 20.50255
sample estimates :
mean of x
 19.37414
```

[결과 해석]

가설 $H_0: \mu = 20$, $H_1: \mu \neq 20$에 대한 양측검정의 결과 표본 평균은 19.37414이다. 검정 통계량의 관측값 t = −1.1361은 자유도 df = 28로 유의확률 p－값 = 0.2655는 유의수준 $\alpha = 0.05$보다도 큰 경우로 귀무가설 $H_0: \mu = 20$을 기각하지 못함을 보여준다.

CHAPTER 03 두 집단의 비교

3.1 두 집단의 비교

연구의 대상이 되는 두 집단을 비교하기 위해선 1.2절에서 언급한 실험계획과 표본조사나 여론조사에 의해서 자료가 수집되어야 한다. 매복된 치아 발치나 양악 수술의 새로운 방법과 기존 방법의 비교는 환자들의 사전조사를 통해 동질성 확보 등 철저한 실험계획에 의해서 얻어지며 치아 관리나 턱 관절에 미치는 개인의 습관에 대한 자료는 문답지를 통한 여론조사의 한 형태를 통해 얻어진다.

어느 방법이든지 두 집단은 서로가 연관성이 없는 두 모집단으로부터 얻어진 독립표본(independent sample)이거나 아니면 한 모집단으로부터 얻어진 대상에 대하여 두 번 반복 측정하여 얻어진 대응표본(matched pairs sample)이 된다. 예를 들자면 기존의 수술 방법과 새로운 수술 방법을 각각 적용한 두 집단이나 기존 약물을 복용한 집단과 위약을 복용한 집단으로 나누어 여러 해 동안 두 집단의 심장발작 비율을 조사하는 경우의 두 집단은 상호 영향을 줄 수 없도록 독립성이 보장되어야 한다. 물론 실험하기 전 두 집단의 신체적 조건, 나이, 병의 진행 정도 등이 유사하게 확보되어야 한다. 즉, 두 집단의 독립성과 동질성이 확보된 독립표본을 얻어야 한다. 그러나 실험에 따라 두 집단의 독립성과 동질성을 보장하기 어려울 경우 동일한 대상에 대하여 시간을 두고 측정하는 대응표본을 대안적으로 얻게 된다.

일반적으로 실험계획에 의하여 비교하고자 하는 두 집단을 사전에 나누거나 동일한 대상에 대하여 표본을 얻기도 하지만 처음부터 두 집단이 독립적으로 되어 있는 경우가 있다. 두 수술 방법을 비교하고자 할 때 서로 다른 병원에서 서로 다른 수술이 진행된 경우 이로부터 동질성 조건에 따라 표본을 추출하여 독립표본을 얻게 된다.

수집된 자료인 표본을 통해 두 집단을 비교하기 위한 통계량은 각 집단의 평균 또는 비율을 통해 얻을 수 있으며 이들 통계량은 두 모집단의 특성을 나타내는 모수인 모평균과 모비율을 비교하는 것 대신에 이용된다. 2장에서 모집단의 모평균 μ과 모비율 p를 모수로 사용했다.

3.2 독립표본

독립표본인 두 집단의 비교는 다음과 같다. 이들이 각각 표집된 두 모집단을 X와 Y라 했을 때 관련된 모수, 표본의 크기, 표본, 통계량과 같은 정보를 [표 3.2.1]과 같이 요약하기로 하자.

[표 3.2.1] **독립표본인 두 집단의 비교를 위한 정보**

모집단	X	Y
모수(모평균과 모분산)	$\mu_1,\ \sigma_1^2$	$\mu_2,\ \sigma_2^2$
표본의 크기	n_1	n_2
표본	$X_1, X_2, \ldots, X_{n_1}$	$Y_1, Y_2, \ldots, Y_{n_2}$
통계량(평균과 분산)	$\overline{X}=\frac{1}{n_1}\sum_{i=1}^{n_1}X_i$ $s_1^2=\frac{1}{n_1-1}\sum_{i=1}^{n_1}(X_i-\overline{X})^2$	$\overline{Y}=\frac{1}{n_2}\sum_{i=1}^{n_2}Y_i$ $s_2^2=\frac{1}{n_2-1}\sum_{i=1}^{n_2}(Y_i-\overline{Y})^2$

일반적으로 표본은 크기에 따라 30보다 작으면 소표본이고 30보다 크면 대표본으로 나누어진다. 독립표본 모평균 차의 검정 절차를 소표본과 대표본에 따라 요약 정리한 것이 [표 3.2.2]이다. 이에 따르면 표본의 크기에 따라 이들이 표집된 모집단에 대한 기본 가정도 다르며 이에 따라 두 독립표본을 비교하는 검정통계량도 달라진다. 다만 비교하고자 하는 귀무가설과 검정절차는 다음과 같이 동일하다는 점이다.

$$H_o : \text{두 모집단의 평균(모평균)은 차이가 없다.} \Leftrightarrow H_o : \mu_1 - \mu_2 = 0$$

소표본의 경우에는 두 독립표본이 정규분포를 반드시 만족하고 만약에 $\sigma_1^2 = \sigma_1^2 = \sigma^2$ 으로 두 모분산이 동일하다는 가정이 성립하면

$$\overline{X} - \overline{Y} \sim N\left(\mu_1 - \mu_2,\ \sigma^2\left(\frac{1}{n_1} + \frac{1}{n_2}\right)\right) \tag{3.2.1}$$

가 된다. 일반적으로 식 (3.2.1)에서 모분산 σ^2은 잘 알려져 있지 않고 모르는 경우 표본분산 s_1^2과 s_2^2에 의해서 추정하여 합동표본분산(pooled sample variance)

$$s_p^2 = \frac{(n_1 - 1)s_1^2 + (n_2 - 1)s_2^2}{n_1 + n_2 - 2}$$

[표 3.2.2] **소표본과 대표본에 따른 독립표본 모평균 차의 검정 절차**

표본의 크기	소표본($n_1,\ n_2\ \leq 30$)	대표본($n_1,\ n_2\ > 30$)
모집단의 정규성 가정	$X \sim N(\mu_1, \sigma_1^2), Y \sim N(\mu_2, \sigma_2^2)$	$X \sim (\mu_1, \sigma_1^2),\ Y \sim (\mu_2, \sigma_2^2)$
모르는 모분산 가정	$\sigma_1^2 = \sigma_1^2 = \sigma^2$	$\sigma_1^2 \neq \sigma_1^2$
검정통계량	$T = \dfrac{\overline{X} - \overline{Y}}{s_p\sqrt{\dfrac{1}{n_1} + \dfrac{1}{n_2}}}$, s_p^2 : 합동표본분산	$Z = \dfrac{\overline{X} - \overline{Y}}{\sqrt{\dfrac{s_1^2}{n_1} + \dfrac{s_2^2}{n_2}}}$, $s_1^2,\ s_2^2$: 표본분산
귀무가설	$H_o:\ \mu_1 - \mu_2 = 0$	
대립가설	$H_1:\ \mu_1 - \mu_2 > 0,\ H_1:\ \mu_1 - \mu_2 < 0,\ H_1:\ \mu_1 - \mu_2 \neq 0.$	
$p-$값	$P(T \geq t),\ P(T \leq t), P(\lvert T \rvert \geq t)$	$P(Z \geq z),\ P(Z \leq z),\ P(\lvert Z \rvert \geq z)$
검정방법	$p-$값$< \alpha$ 이면 귀무가설 $H_o:\ \mu_1 - \mu_2 = 0$를 기각한다.	

을 사용하게 된다. 이 경우 자유도 $df = n_1 + n_2 - 2$인 $t-$분포를 따르는 다음과 같은 통계량을 얻는다.

$$T = \frac{(\overline{X} - \overline{Y}) - (\mu_1 - \mu_2)}{s_p\sqrt{\dfrac{1}{n_1} + \dfrac{1}{n_2}}} \sim t_{df}$$

따라서 귀무가설 H_o : $\mu_1 - \mu_2 = 0$하에 검정통계량은 다음과 같다.

$$T = \frac{\overline{X} - \overline{Y}}{s_p\sqrt{\frac{1}{n_1} + \frac{1}{n_2}}}. \tag{3.2.2}$$

다음으로 제기하는 문제는 두 모분산이 같다는 $\sigma_1^2 = \sigma_1^2 = \sigma^2$에 대한 가정이 성립하지 않은 경우 합동표본분산을 사용하는 식 (3.2.2)의 자유도 $df = n_1 + n_2 - 2$인 $t-$분포를 따르는 검정통계량을 사용할 수 없다는 점이다. 대신에 근사적으로 $t-$분포를 따르는 식 (3.2.3)의 검정 통계량을 사용한다.

$$T = \frac{\overline{X} - \overline{Y}}{\sqrt{\frac{s_1^2}{n_1} + \frac{s_2^2}{n_2}}} \tag{3.2.3}$$

여기서 자유도는 웰치(Welch)의 수정된

$$df = \frac{\left[\frac{s_1^2}{n_1} + \frac{s_2^2}{n_2}\right]^2}{\frac{1}{n_1 - 1}\left[\frac{s_1^2}{n_1}\right]^2 + \frac{1}{n_2 - 1}\left[\frac{s_2^2}{n_2}\right]^2} \tag{3.2.4}$$

를 사용한다. 만약에 표본으로부터 계산된 식 (3.2.4)의 자유도 값이 정수가 되지 않으면 반올림하여 소수값을 제외하고 정수값만 사용해도 된다. 계산상 더 편리하게 $n_1 - 1$과 $n_2 - 1$ 중 작은 값을 자유도로 정하는 방법도 있다. 실제로 표본으로부터 두 표본표준편차 s_1과 s_2의 상대적 크기가 $0.5 \leq s_1/s_2 \leq 2$일 때 두 모분산이 같다는 $\sigma_1^2 = \sigma_2^2$ 가정을 할 수 있다.

소표본에서 독립표본의 두 모평균에 대한 $t-$검정

귀무가설	대립가설	$p-$값
H_0: $\mu_1 - \mu_2 = 0$	H_1 : $\mu_1 - \mu_2 > 0$	$P(T \geqq t)$
	H_1 : $\mu_1 - \mu_2 < 0$	$P(T \leqq t)$
	H_1 : $\mu_1 - \mu_2 \neq 0$	$P(\|T\| \geqq t)$

물론 모분산의 일치성에 따라 식 (3.2.2)와 (3.2.3)의 두 검정통계량의 관측값 t에 의해 대립가설의 형태에 따른 각각의 $p-$값인 $P(T \geq t)$, $P(T \leq t)$, $P(|T| \geq t) = 2P(T \geq t) = 2P(T \leq -t)$에 의해서 유의수준 α보다 작으면 귀무가설을 기각하는 검정이 가능하다.

보기 3.2.1 소표본 남녀 발치 난이도 평균의 차이

매복치 발치 난이도 평균이 20~30대 남녀 간에 같다고 알려져 있다. 그러나 새로운 연구 결과 난이도 평균이 서로 다르다고 하여 모분산이 같고 정규분포를 따르는 모집단으로부터 남자 11명과 여자 11명을 추출하여 조사하였더니 다음과 같았다. 이를 토대로 유의수준 5%에서 남녀 집단 간의 난이도 평균의 차에 대한 검정을 해보라.

모집단	표본의 크기	난이도 평균	표준편차
남자 X	11	4.55	0.82
여자 Y	11	3.55	0.82

[1] 남녀 집단의 모평균을 각각 μ_1과 μ_2라 하면 다음과 같은 가설을 세울 수 있다.

$$H_o:\ \mu_1 - \mu_2 = 0,\ H_1:\ \mu_1 - \mu_2 \neq 0$$

[2] 각 집단의 표본의 크기 11은 소표본이고 모분산이 동일하며 정규분포를 따르므로 합동 표본분산을 계산 :

$$s_p^2 = \frac{(11-1)0.673 + (11-1)0.673}{11+11-2} = 0.820$$

따라서 검정통계량의 관측값의 계산 :

$$t = \frac{4.55 - 3.55}{0.820\sqrt{\dfrac{1}{11} + \dfrac{1}{9}}} = 2.859$$

[3] 양측 대립가설 $H_1:\ \mu_1 - \mu_2 \neq 0$이므로 자유도 $df = n_1 + n_2 - 2 = 20$에서 유의확률 :

$$p-\text{값} = P(|T| \geq 2.859) = 2P(T \geq 2.859) = 0.0097$$

[4] 유의수준 $\alpha = 0.05$에서 $p-$값 $< \alpha$이므로 귀무가설 $H_o:\ \mu_1 - \mu_2 = 0$을 기각한다.

[5] 이 연구에 따르자면 남녀 간의 발치 난이도 평균은 차이가 있다고 할 수 있다.

보기 3.2.2 편측 관절염(OAU)과 양측 관절염(OAB) 집단의 비교

[보기 1.1.6]에서 턱 관절염의 이환 전후 편측 관절염(OAU)와 양측 관절염(OAB) 두 집단의 좌우(horizontal)방향의 하악턱 중앙부(symphysis)의 이동량이 같다는 연구결과가 있다. 이를 입증하기 위하여 정규분포를 따르며 분산이 동일한 모집단 X에 속하는 20명 환자와 나머지 16명의 환자는 모집단 Y에 속한다고 하자. 턱관절염의 이환 전후 검사를 해본 결과 다음의 자료를 얻었다. 알려진 연구 결과와는 달리 집단 OAU의 이동량이 집단 OAB의 이동량보다 더 크다고 할 수 있는 지를 유의수준 5%에서 검정하라.

모집단	자료 크기	평균	표준편차
OAU X	$n_1 = 20$	1.04	1.03
OAB Y	$n_2 = 16$	0.63	0.84

[1] 모집단 X와 Y의 하악턱 중앙부 이동량 모평균을 각각 μ_1과 μ_2라 하면 다음과 같은 가설을 세울 수 있다.

$$H_o:\ \mu_1 - \mu_2 = 0,\ H_1:\ \mu_1 - \mu_2 > 0$$

[2] 표본의 크기가 20과 16인 소표본으로 모분산이 동일하며 정규분포를 따르므로 합동표본분산을 계산 :

$$s_p = \sqrt{\frac{19(1.03)^2 + 15(0.84)^2}{34}} = 0.95$$

따라서 검정통계량의 관측값의 계산 :

$$t = \frac{1.04 - 0.63}{0.95\sqrt{\frac{1}{20} + \frac{1}{16}}} = 1.29$$

[3] 대립가설 $H_1:\ \mu_1 - \mu_2 > 0$의 형태에 따라 자유도 $df = 34$에서 유의확률 :

$$p-\text{값} = P(T \geq 2.70) = 0.104$$

[4] 유의수준 $\alpha = 0.05$에서 $p-$값 $> \alpha$이므로 귀무가설 $H_o:\ \mu_1 - \mu_2 = 0$을 채택

[5] 집단 X의 하악턱 중앙부 이동량이 집단 Y의 이동량보다 더 많다고 할 수 없다.

보기 3.2.3 소표본 두 집단의 분산이 다른 경우

[보기 3.2.2]에서 턱 관절염의 이환 전후 편측 관절염(OAU)와 양측 관절염(OAB) 두 집단의 좌우(horizontal)방향의 하악턱 중앙부(symphysis)의 이동량이 같다는 일반적인 사실과는 달리 집단 OAU의 이동량이 집단 OAB의 이동량보다 더 크다고 할 수 있는 지를 검정하였다. 만약에 이들 두 집단의 표준편차들의 상대적 크기가 2.34/0.84=2.79로 다음과 같다면 두 모분산이 같다는 $\sigma_1^2=\sigma_2^2$ 가정을 할 수 없게 된다. 이럴 경우 유의수준 5%에서 [보기 3.2.2]와 동일한 가설에 대하여 검정하여라.

모집단	자료 크기	평균	표준편차
OAU X	$n_1=20$	1.04	2.34
OAB Y	$n_2=16$	0.63	0.84

[1] 모집단 X와 Y의 하악턱 중앙부 이동량 모평균을 각각 μ_1과 μ_2라 하면 다음과 같은 가설을 세울 수 있다.

$$H_o:\ \mu_1-\mu_2=0,\ H_1:\ \mu_1-\mu_2>0$$

[2] 두 표본은 소표본에 해당하며 두 표준편차의 비가 2.34/0.84=2.79로 두 모평균이 같다고 보기 어렵다. 따라서 수정된 자유도는 다음과 같이 계산된다.

$$df=\frac{\left[\frac{2.34^2}{20}+\frac{0.84^2}{16}\right]^2}{\frac{1}{19}\left[\frac{2.34^2}{20}\right]^2+\frac{1}{15}\left[\frac{0.84^2}{16}\right]^2}=24.799$$

검정통계량의 관측값 :

$$t=\frac{1.04-0.63}{\sqrt{\frac{2.34^2}{20}+\frac{0.63^2}{16}}}=0.727$$

[3] 대립가설 $H_1:\mu_1-\mu_2>0$의 형태에 따라 자유도 $df=24.899$에서 유의확률 :

$$p-\text{값}\ =\ P(T\geq\ 0.727)=0.237$$

[4] 유의수준 $\alpha=0.05$에서 $p-$값 $>\alpha$이므로 귀무가설 $H_o:\ \mu_1-\mu_2=0$을 채택

[5] 집단 X의 하악턱 중앙부 이동량이 집단 Y의 이동량보다 더 많다고 할 수 없다.

만약에 [보기 3.2.3]의 풀이 과정 [2]에서 수정된 자유도 계산 대신에 두 표본의 크기로부터 $n_1 - 1$과 $n_2 - 1$ 중 작은 값을 자유도로 정하는 방법에 따르면 두 표본의 크기가 20과 16이므로 자유도는 15가 된다. 이 때 $p-$값 $= 0.239$로 검정의 결과는 동일하다.

대표본의 경우에는 두 독립표본이 정규분포를 만족하지 않더라도 모분산이 동일하다는 가정을 필요치는 않으며 두 독립표본의 평균의 차 $\overline{X} - \overline{Y}$는 근사적으로 정규분포를 다음과 같이 따른다.

$$\overline{X} - \overline{Y} \simeq N\left(\mu_1 - \mu_2, \frac{\sigma_1^2}{n_1} + \frac{\sigma_2^2}{n_2}\right) \tag{3.2.5}$$

실제로 식 (3.2.5)는 두 모분산을 모르는 경우에도 각 분산의 추정량인 표본분산 s_1^2과 s_2^2를 사용해도 대표본이기 때문에 성립하며 귀무가설 $H_o: \mu_1 - \mu_2 = 0$하에 검정통계량은 다음과 같다.

$$Z = \frac{\overline{X} - \overline{Y}}{\sqrt{\frac{s_1^2}{n_1} + \frac{s_2^2}{n_2}}} \tag{3.2.6}$$

대표본에서 독립표본의 두 모평균에 대한 $Z-$검정

귀무가설	대립가설	$p-$값
$H_0: \mu_1 - \mu_2 = 0$	$H_1: \mu_1 - \mu_2 > 0$	$P(Z \geqq z)$
	$H_1: \mu_1 - \mu_2 < 0$	$P(Z \leqq z)$
	$H_1: \mu_1 - \mu_2 \neq 0$	$P(\lvert Z \rvert \geqq z)$

식 (3.2.6)의 검정통계량의 관측값 z에 의해 대립가설의 형태에 따라 각각 구한 $p-$값인 $P(Z \geqq z)$, $P(Z \leqq z)$, $P(\lvert Z \rvert \geqq z) = 2P(Z \geqq z) = 2P(Z \leqq -z)$에 의해서 검정을 하게 된다.

보기 3.2.4 경추의 부피에 대한 남녀의 비교

골 성숙에 영향을 미치는 2, 3, 4번째 경추의 부피(volume)는 남자가 여자보다 더 크다고 알려져 있다. Choi 등(2016)에서 5세~18세의 남자 48명과 여자 54명의 콘빔 CT 이미지로부터 유도된 부피를 조사한 결과 다음의 자료를 얻었다. 알려진 결과와 같이 남자 X가 여자 Y보다 경추의 부피가 더 크다고 할 수 있는 지를 유의수준 5%에서 검정하라.

모집단	표본의 크기	평균	표준편차
남자 X	48	2061.913	1084.341
여자 Y	54	1830.998	736.802

[1] 남자 X와 여자 Y의 경추의 부피의 모평균을 각각 μ_1과 μ_2라 하면 다음과 같은 가설을 세울 수 있다.

$$H_o:\ \mu_1-\mu_2=0, H_1:\ \mu_1-\mu_2>0$$

[2] 표본의 크기 48과 54는 대표본에 해당하며 검정통계량의 관측값 :

$$z=\frac{2061.913-1830.998}{\sqrt{\frac{(1084.341)^2}{48}+\frac{(736.802)^2}{54}}}=1.239$$

[3] 대립가설 $H_1:\ \mu_1-\mu_2>0$의 형태에 따라 유의확률 :

$$p-\text{값} = P(Z\geq 1.239)=0.108$$

[4] 유의수준 $\alpha=0.05$에서 $p-$값 $>\alpha$이므로 $H_o:\ \mu_1-\mu_2=0$를 채택한다.

[5] 경추의 부피는 남자가 여자보다 더 크다고 할 수 없다.

3.3 대응표본

3.2절의 보기에서 살펴 본 두 집단은 서로에게 영향을 끼칠 수 없는 독립표본이 된다. 물론 실험하기 전 두 집단의 여러 조건(남녀 연령, 평소 턱관절에 미치는 생활 습관)이 유사하거나 동질 하도록 해야 한다. 그러나 두 집단의 동질성을 보장하기 어렵거

나 충분한 대상을 확보하지 못하는 경우 동일한 대상에 대하여 시간을 두고 측정한 대응표본을 얻게 된다. 다만, 먼저 실시하는 실험의 효과가 남아 있지 않도록 주의해야 한다.

일반적으로 n개의 실험대상에 대하여 시간을 두고 두 번 처리한 것을 각각 처리 1과 처리 2로 하고 i번째 대상에 대한 각 처리를 X_i와 Y_i라 하면 두 처리간의 차이 $D_i = X_i - Y_i,\ i = 1,\ldots,n$는 표본평균 $\overline{D}$와 표본분산 s_D^2를 갖는 새로운 표본인 대응표본을 이루며 [표 3.3.1]과 같이 요약할 수 있다.

[표 3.3.1] **대응표본의 비교를 위한 정보**

	처리 대상					
	1	2	$\cdots$	i	$\cdots$	n
처리 1	X_1	X_2	$\cdots$	X_i	$\cdots$	X_n
처리 2	Y_1	Y_2	$\cdots$	Y_i	$\cdots$	Y_n
차	$D_1 = X_1 - Y_1$	$D_2 = X_2 - Y_2$	$\cdots$	$D_i = X_i - Y_i$	$\cdots$	$D_n = X_n - Y_n$
통계량	새로운 자료 : $D_1, D_2, \ldots, D_n$ 표본평균 : $\overline{D} = \frac{1}{n}\sum_{i=1}^{n} D_i$, 표본분산 : $s_D^2 = \frac{1}{n-1}\sum_{i=1}^{n}(D_i - \overline{D})^2$					

여기서 두 처리 간의 차에 의해 구해진 새로운 자료 $D_1, D_2, \ldots, D_n$은 모평균 μ_D와 알려져 있지 않은 모분산 σ_D^2를 따르며, 특히 소표본의 경우에는 정규분포 $N(\mu_D, \sigma_D^2)$를 따른다고 가정한다. 이 경우 두 처리 간의 차이의 모평균 μ_D에 대한 귀무가설 $H_0 : \mu_D = 0$에 대한 검정통계량은 2.3절의 한 모집단 모평균에 대한 검정통계량과 비슷하게 자유도 $df = n-1$인 $t-$분포를 따르는 다음의 검정통계량에 바탕을 둔다.

$$T = \frac{\overline{D}}{s_D / \sqrt{n}} \tag{3.3.1}$$

검정방법은 대립가설의 형태에 따른 기각역과 $p-$값을 활용하는 일반적인 방법을 따르므로 생략한다.

만약에 표본의 크기가 대표본이면 식 (3.3.1)의 통계량은 t −분포 대신에 표준정규분포를 따르게 된다. 다만 귀무가설 $H_o: \mu_D = 0$을 검정하기 위한 검정통계량의 형태는 식 (3.3.1)과 동일하며 자유도가 무한대 ∞인 t −분포를 사용해도 표준정규분포와 비교할 때 검정의 결과는 별 차이가 없다.

보기 3.3.1 Lee 등(2015) 주걱턱 수술 전과 후의 변화

[보기 2.3.3]에서 살펴 본 골격성 Class Ⅲ 기형((하악이 나온 보통 주걱턱)을 양악수술한 후 상악(윗턱) 전치부 변형 중 수평측 거리 변화인 S-perpendicular to the PNS의 10명 환자 수술 전 X와 수술 후 Y의 거리 변화를 살펴보기 위해 X와 Y간에 차이가 있다고 할 수 있는 지를 유의수준 5%에서 검정하라.

수술	처리 대상									
전 X	23.46	17.26	17.32	20.94	19.72	17.44	20.28	20.84	19.55	19.37
후 Y	28.96	17.70	18.69	21.96	20.40	18.91	22.72	20.86	20.57	19.43
차 D	-5.50	-0.44	-1.37	-1.02	-0.68	-1.47	-2.44	-0.02	-1.02	-0.06

[1] 수술 전 X와 수술 후 Y의 S-perpendicular to the PNS의 거리 변화 차이의 모평균 μ_D에 대한 귀무가설과 대립가설 :

$$H_0: \mu_D = 0, \ H_1: \mu_D \neq 0$$

[2] 대응표본의 크기 10은 소표본 :

$$\overline{D} = \frac{1}{10}\sum_{i=1}^{n} D_i = -1.403, \quad s_D^2 = \frac{1}{10-1}\sum_{i=1}^{n}(D_i - \overline{D})^2 = 2.590$$

[3] 귀무가설 $H_o: \mu_D = 0$하에 검정통계량의 관측값 :

$$t = \frac{-1.422}{1.609/\sqrt{10}} = -2.757$$

[4] 대립가설 $H_1: \mu_D \neq 0$에 대한 자유도 $df = n-1 = 9$에서 유의확률 :

$$p-\text{값} = 2P(T \leq -2.757) = 0.022$$

[5] 유의수준 $\alpha = 0.05$에서 $p-$값 $< \alpha$이므로 귀무가설 $H_o: \mu_D = 0$을 기각한다.

[6] 이 연구에 따르자면 수술 전과 후 거리 변화 차이는 있다고 할 수 있다.

보기 3.3.2 칫실 사용 전후 비교

어느 남자 고등학교 1학년 100명을 대상으로 칫실 사용 3개월 후 치태지수를 조사한 다음의 자료를 받았다. 칫실 사용 전과 후의 치태지수를 각각 X와 Y라 하고 그 차를 $D=X-Y$라 하면 자료의 결과는 다음과 같다. 칫실 사용 후의 치태지수 Y가 사용 전의 치태지수 X보다 줄었는지를 유의수준 1%에서 검정하라.

칫실 사용	표본의 크기	차 평균	표준편차
전 X	100	-0.151	0.252
후 Y			

[1] 칫실 사용 전과 후 치태지수의 차 $D=X-Y$의 모평균 μ_D에 대한 귀무가설과 대립가설 :

$$H_0 : \mu_D = 0, \ H_1 : \mu_D > 0$$

[2] 표본평균과 표본분산 :

$$\overline{D} = -0.151, \ s_D^2 = 0.252^2$$

[3] 귀무가설 $H_o : \mu_D = 0$하에 검정통계량의 관측값 :

$$t = \frac{-0.151}{0.252/\sqrt{100}} = -5.992$$

[4] 대립가설 $H_1 : \mu_D > 0$에 대해 대응표본의 크기가 100으로 대표본에 해당하므로 유의확률 :

$$p-\text{값} = P(T \geqq -5.992) = 1 - P(T \leqq -5.992) = 1$$

[5] 유의수준 $\alpha = 0.01$에서 $p-$값 $> \alpha$이므로 $H_o : \mu_D = 0$을 기각하지 못한다.

[6] 칫실 사용이 치태지수를 줄이지는 못한다고 여겨진다.

3.4 독립표본의 모비율

지금까지 독립표본과 대응표본의 모평균에 대한 비교를 설명하였다. 이 절에서는 독립표본에서 모평균 대신 모비율을 비교하는 가설 검정을 다루고자 한다. 특히 1.2절에서 설명한 바와 같이 청소년 인구 중 남구와 금정구의 치아 교정률을 비교하거나, 안면비대칭 환자 중 턱관절 정상률의 남녀 간 비교, 그리고 [보기 2.4.1]의 치관주위염 환자 중 남녀 간의 합병증 발생률을 비교해야 할 경우가 있다.

먼저 모비율 p_1과 p_2인 두 모집단으로부터 추출된 크기가 n_1과 n_2인 두 독립표본으로부터 X와 Y를 성공의 횟수라 하자. 다음과 같은 귀무가설

$$H_o: \text{ 두 모집단의 비율(모비율)은 차이가 없다.} \Leftrightarrow H_o: \ p_1 - p_2 = 0$$

에서 두 독립표본의 크기 n_1과 n_2가 큰 대표본인 경우 검정통계량의 바탕이 되는 통계량은 $p_1 - p_2$의 추정치 $\hat{p_1} - \hat{p_2}$가 되며 이는 근사적으로 정규분포

$$\hat{p_1} - \hat{p_2} \simeq N\left(p_1 - p_2, \frac{p_1(1-p_1)}{n_1} + \frac{p_1(1-p_1)}{n_1}\right) \tag{3.4.1}$$

를 따른다. 실제로 $\hat{p_1} = X/n_1$이고 $\hat{p_2} = Y/n_2$이다. 식 (3.4.1)을 표준화하고 귀무가설 $H_o: \ p_1 - p_2 = 0$하에 모비율 p_1과 p_2는 $p_1 = p_2 = p$를 만족할 때 이들의 합동 추정치

$$\hat{p} = \frac{X+Y}{n_1+n_2} = \frac{n_1\hat{p_1} + n_2\hat{p_2}}{n_1+n_2}$$

를 사용할 수 있으며 이것에 의해서 다음과 같은 검정통계량을 이용할 수 있다.

$$Z = \frac{\hat{p_1} - \hat{p_2}}{\sqrt{\hat{p}(1-\hat{p})}\sqrt{\frac{1}{n_1} + \frac{1}{n_2}}} \tag{3.4.2}$$

검정방법은 다음과 같이 정리되며 식 (3.4.2)의 검정통계량의 관측값 z에 의해 대립

가설의 형태에 따라 각각 구한 유의확률 $p-$값인 $P(Z \geq z)$, $P(Z \leq z)$, $P(|Z| \geq z) = 2P(Z \leq -z) = 2P(Z \geq z)$에 의해서 검정이 가능하다.

독립표본의 두 모비율에 대한 $Z-$검정

귀무가설	대립가설	$p-$값
$H_0: p_1 - p_2 = 0$	$H_1: p_1 - p_2 > 0$	$P(Z \geq z)$
	$H_1: p_1 - p_2 < 0$	$P(Z \leq z)$
	$H_1: p_1 - p_2 \neq 0$	$P(\lvert Z \rvert \geq z)$

보기 3.4.1 치아 합병증 남녀 간의 발생률

치관주위염 있는 환자들 중 발치 후 9가지 합병증(출혈, 인접치 손상, 신경손상, 개구장애, 심한 통증 및 부종, 건성 발치, 감염, 발치 중단, 기타)의 발생 빈도가 한 가지 이상으로 알려져 있다. 남성 환자 123명 가운데 15명이 합병증이 발생했고 여성 환자 135명 가운데 13명이 합병증이 발생하였다. 이 표본 자료에 의하면 현재 합병증 발생 비율이 여성 환자 보다 남성 환자 쪽이 더 높다고 할 수 있는지를 유의수준 5%에서 검정하라.

모집단	표본의 크기	항체 생성
남자	123	$X = 15$
여자	135	$Y = 13$

[1] 남성 환자와 여성 환자의 합병증 생성 모비율을 각각 p_1과 p_2 :

$$H_o: p_1 - p_2 = 0, \ H_1: p_1 - p_2 > 0$$

[2] 두 독립표본의 크기 $n_1 = 123$과 $n_2 = 135$는 매우 큰 값으로 대표본에 해당하며 합동 추정치 $\hat{p} = \dfrac{15+13}{123+135} = 0.109$으로부터 검정통계량의 관측값 :

$$z = \frac{(15/123) - (13/135)}{\sqrt{0.109 \times (1-0.109)}\sqrt{\dfrac{1}{123} + \dfrac{1}{135}}} = 0.662$$

[3] 대립가설 $H_1: p_1 - p_2 > 0$에 대하여 유의확률 :

$$p-\text{값} = P(Z \geq 0.622) = 0.254$$

[4] 유의수준 $\alpha = 0.05$에서 $p-$값 $> \alpha$이므로 $H_o:\ p_1 - p_2 = 0$을 기각하지 못한다.

[5] 남성 환자의 합병증 발생률과 여성 노인의 발생률은 차이가 없다.

보기 3.4.2 남구와 사상구 청소년 치아 교정률

부산광역시 남구와 사상구에 거주하는 청소년 중 치아 교정률이 다른지를 보기 위해 남구에서 550명과 사상구에서 440명을 대상으로 치아 교정에 대한 설문조사를 하였다. 이 결과 두 거주지의 교정률이 다른지를 유의수준 5%에서 검정하라.

모집단	표본의 크기	교정자 수
남구	550	X = 120
사상구	440	Y = 90

[1] 남구와 사상구의 치아 교정의 모비율을 각각 p_1과 p_2 :

$$H_o:\ p_1 - p_2 = 0, \qquad H_1:\ p_1 - p_2 \neq 0$$

[2] 두 독립표본의 크기 $n_1 = 540$과 $n_2 = 432$는 매우 큰 값으로 대표본에 해당하며 합동 추정치 $\hat{p} = \dfrac{120+90}{550+440} = 0.212$과 검정통계량의 관측값 :

$$z = \frac{(120/550) - (90/440)}{\sqrt{0.212 \times (1-0.212)}\sqrt{\dfrac{1}{550} + \dfrac{1}{440}}} = 0.522$$

[3] 대립가설 $H_1:\ p_1 - p_2 \neq 0$에 대하여 유의확률 :

$$p-\text{값} = 2P(Z \leq 0.522) = 0.602$$

[4] 유의수준 $\alpha = 0.05$에서 $p-$값 $> \alpha$이므로 $H_o:\ p_1 - p_2 = 0$을 기각하지 못한다.

[5] 조사결과에 따르면 부산광역시 남구와 사상구에 거주하는 청소년의 치아 교정률에 차이가 있다고 할 수 없다.

3.5 R - 코드 실습

R에서 두 집단의 비교를 위해서 대표본의 경우 Z－검정을 위해선 R－코드를 작성해야 하며 유의확률 계산을 위한 pvalue＝1－pnorm(z)을 이용하게 된다. 소표본의 경우 함수 t.test()를 활용하면 되고 대응표본의 경우 t.test() 함수와 옵션 paired＝T를 활용해야 한다.

[실습 3.5.1] [R－코드 3.5.1](소표본남녀발치난이도－t－검정.R)은 [보기 3.2.1]에서 20대~30대 남자 11명과 여자 11명 사이에 매복치 발치 난이도 모평균에 대한 가설 H_o : $\mu_1 - \mu_2 = 0$, H_1 : $\mu_1 - \mu_2 \neq 0$을 검정하기 위한 것이다. [R－코드 3.5.1]에는 ## 방법 1은 식 (3.2.2)에 의한 소표본 t－검정 통계량을 직접 구하여 pvalue＝2*(1－pt(t, df＝20))에 의해서 유의확률을 제공하고 ## 방법 2는 t.test() 함수를 활용하여 두 모분산이 동일하고 대립가설의 형태에 따른 양측검정에 관련된 두 옵션 var.equal＝T, alternative＝"two.sided" 지정에 의해 [결과 3.5.1]을 제공한다.

[결과 3.5.1]의 2.859314는 검정통계량 관측값 t에 해당하며 0.00969419가 p－값으로 확률값 $2P(T \geq t)$에 해당한다. 유의수준 $\alpha = 0.05$에서 귀무가설 H_o : $\mu_1 - \mu_2 = 0$을 기각하기에 충분함을 보이고 있다. t.test() 함수의 결과도 동일함을 알 수 있다.

[R－코드 3.5.1] **[보기 3.2.1] 소표본의 두 집단의 모평균에 대한 t－검정**

```
## [보기 3.2.1] 남여 두 집단 간의 발치 난이도 비교
x=c(3, 4, 5, 5, 3, 5, 5, 5, 5, 5, 5) #남자 발치 난이도
y=c(3, 3, 3, 3, 5, 3, 3, 4, 3, 4, 5) # 여자 발치 난이도

## 방법 1
#평균, 분산, 표준편차
mean(x);var(x);sd(x)
mean(y);var(y);sd(y)

#합동표본분산, t-검정통계량
n1 =length(x)
n2 =length(y)
```

```
sp2=((n1-1)*var(x) + (n2-1)*var(y))/(n1+n2-2)
sp=sqrt(sp2)
t=(mean(x)-mean(y))/(sp*sqrt(1/n1 +1/n2))
#p-value : 양측검정
pvalue=2*(1-pt(t, df=20))
list(sp2,sp,t, pvalue)

## 방법 2
# t-검정 : t.test()
t.test(x, y, var.equal=T, alternative="two.sided")
```

[결과 3.5.1] **[R-코드 3.5.1]의 수행 결과**

```
> list(sp2, sp, t, pvalue)
[[1]]
[1] 0.6727273
[[2]]
[1] 0.8201995
[[3]]
[1] 2.859314
[[4]]
[1] 0.00969419

> t.test(x, y, var.equal = T, alternative = "two.sided")
        Two Sample t-test

data : x and y
t = 2.8593, df = 20, p-value = 0.009694
alternative hypothesis : true difference in means is not equal to 0
95 percent confidence interval :
 0.2704671 1.7295329
```

[실습 3.5.2] [R-코드 3.5.2](소표본불등분산턱관절염이동량비교-t-검정.R)은 [보기 3.2.3]에서 턱 관절염의 이환 전후에 표본의 크기가 각각 20명과 16명인 편측 관절염(OAU)와 양측 관절염(OAB), 두 집단의 좌우(horizontal)방향의 하악턱 중앙부(symphysis)의 이동량 모평균에 대한 $H_o: \mu_1 - \mu_2 = 0$, $H_1: \mu_1 - \mu_2 > 0$을 검정하기 위한 것이다. 다만, 이들 두 집단의 표준편차들의 상대적 크기가 2.34/0.84=2.79로 두 모분산이 같다는 가정을 할 수 없게 된다. 이럴 경우 식 (3.2.4)의 웰치의 수정된 자유도를 가지는 식

(3.2.3)의 검정통계량을 사용해야 한다.

[R－코드 3.5.2]에는 식 (3.2.3)에 의한 t－검정 통계량을 직접 구하여 pvalue1＝1－pt(t, df＝wdf)에 의해서 $H_1 : \mu_1 - \mu_2 > 0$에 대한 단측검정의 유의확률을 제공한다. pvalue2＝1－pt(t, df＝15)는 두 집단의 표본의 수에서 1을 뺀것 중 작은 값을 자유도로 하는 경우 유의확률이다.

[결과 3.5.2]의 0.7271973는 검정통계량 관측값 t에 해당하며 앞서 설명한 두 가지 자유도에 따른 유의확률 p－값이 각각 0.2369574와 0.2391511로 크기가 비슷하며 확률값 $P(T \geq t)$에 해당한다. 유의수준 $\alpha = 0.05$에서 귀무가설 $H_o : \mu_1 - \mu_2 = 0$을 기각할 수 없음을 보여 주고 있다.

[R－코드 3.5.2] **[보기 3.2.3] 소표본의 두 집단의 모평균에 대한 t－검정**

```
## [보기 3.2.3] 편측 관절염(OAU)과 양측 관절염(OAB) 집단의 비교 : 분산이 다름
#평균,표준편차
mx=1.04;sx=2.34
my=0.63;sy=0.84

# t-검성통계량 : 소표본 분산이 다를 때
n1=20
n2=16
#t-test : 소표본
t=(mx-my)/sqrt(sx^2/n1 + sy^2/n2)
wdf= ((sx^2/n1 + sy^2/n2)^2)/((sx^2/n1)^2/(n1-1) + (sy^2/n2)^2/(n2-1))

#p-value : 단측검정
pvalue1=1-pt(t, df=wdf)

#p-value : df=min(n1-1, n2-1)
pvalue2=1-pt(t, df=15)

list(t, wdf, pvalue1, pvalue2)
```

[결과 3.5.2] **[R-코드 3.5.2]의 수행 결과**

```
> list(t, wdf, pvalue1, pvalue2)
[[1]]
[1] 0.7271973
[[2]]
[1] 24.79893
[[3]]
[1] 0.2369574
[[4]]
[1] 0.2391511
```

[실습 3.5.3] [R-코드 3.5.3](대표본남녀경추부피비교-Z-검정.R)은 [보기 3.2.4]에서 골 성숙에 영향을 미치는 2, 3, 4번째 경추의 부피(volume)는 남자가 여자보다 더 높다고 알려져 있다. Choi 등(2016)에서 5세~18세의 남자 48명과 여자 54명의 콘빔 CT 이미지로부터 유도된 부피를 조사한 결과 모평균에 대한 $H_o: \mu_1 - \mu_2 = 0$, $H_1: \mu_1 - \mu_2 > 0$을 검정하기 위한 것이다.

[R-코드 3.5.3]에는 식 (3.2.6)에 의한 $Z-$검정통계량을 통해 pvalue=1-pnorm(z)에 의해서 $H_1: \mu_1 - \mu_2 > 0$에 대한 단측검정의 유의확률을 제공한다.

[결과 3.5.3]의 1.238927은 검정통계량 관측값 z에 해당하며 유의확률 $p-$값이 0.1076863으로 확률값 $P(Z \geq z)$에 해당한다. 유의수준 $\alpha = 0.05$에서 귀무가설 $H_o: \mu_1 - \mu_2 = 0$을 기각할 수 없음을 보여 주고 있다.

[R-코드 3.5.3] **[보기 3.2.4] 대표본의 두 집단의 모평균에 대한 $Z-$검정**

```
## [보기 3.2.4] 남녀 간의 경추 부피 비교
#x: male c4 volume
x<-c(1430.76,2527.92,1783.5,1632.93,2524.71,1503.96,1270.35,1948.16,1379.97,
     1867.94,4505.44,1581.22,1847.15,4534.22,1587.6,1063.01,1828.19,2002.97,
3951.51,1265.57,1588.33,1997.94,3129.65,1372,1310.26,1712.29,1071.12,
3018.42,1359.12,1850.21,1286.25,920.147,2235.47,1541.63,1486.46,4563.95,
1141.63,3629.31,1780.6,1247.37,4889.68,876.801,3926,1226.19,1022.62,
     1438, 3466.05,1847.26)
#y: female c4 volume
y<-c(3175.04,2173.42,1222.77,1129.84,2129,1940.01,1953.52,1295.41,1774.34,
     1982.5,2580.49,3599.95,2931.02,1061.85,1265,2409.02,1838.68,1408.2,
     993.54,2677.69,1217.87,798.59,2442.86,1525.18,1551.43,3434.7,1250.67,
```

```
2413.03,1385.34,1375.47,2111.8,1113.61,1092.93,1658.92,1182.73,1649.86,
2260.97,986.51,2635.57,2616.12,923.159,1357.24,1855.41,1134.45,1934.92,
2910.56,3650.48,1144.99,1282.45,1120.97,2267.67,1968.25,1246.9)
#표본의 크기
n1=length(x);n2=length(y)

#평균, 표준편차
mean(x);sd(x)
mean(y);sd(y)

#Z-test : 대표본
z=(mean(x)-mean(y))/sqrt(sd(x)^2/n1 + sd(y)^2/n2)

#p-value
pvalue=1-pnorm(z)

list(z, pvalue)
```

[결과 3.5.3] **[R-코드 3.5.2]의 수행 결과**

```
> list(z, pvalue)
[[1]]
[1] 1.238927
[[2]]
[1] 0.1076863
```

[실습 3.5.4] [R-코드 3.5.4](소표본상악전치부변형대응표본-t-검정.R)은 [보기 3.3.1]에서 골격성 Class III 기형(하악이 나온 보통 주걱턱)을 양악수술한 후 상악(윗턱) 전치부 변형 중 수평측 거리 변화인 S-perpendicular to the PNS의 10명 환자 수술 전 X와 수술 후 Y의 거리 변화에 차이의 모평균에 대한 $H_0 : \mu_D = 0$, $H_1 : \mu_D \neq 0$을 검정하기 위한 것이다. 다만, 자료 수가 10명인 소표본이므로 정규분포가 가정되어 있어야 한다.

[R-코드 3.5.4]에서 ## 방법 1은 식 (3.3.1)에 의한 $T-$검정통계량을 직접 구하여 pvalue=2*pt(t, df=n-1)에 의해서 $H_1 : \mu_D \neq 0$에 대한 양측검정의 유의확률을 제공한다. ## 방법 2는 t.test() 함수와 대응표본 검정과 양측검정에 관한 두 옵션 paired=T, alternative="two.sided"에 의해서 [결과 3.5.4]를 제공한다.

[결과 3.5.4]의 -2.756709는 식 (3.3.1)의 검정통계량 관측값 t에 해당하며 유의확률 $p-$값이 0.0222315로 양측검정의 확률값 $2P(T \geq t)$에 해당한다. 유의수준 $\alpha = 0.05$에서 귀무가설 $H_0: \mu_D = 0$을 기각함을 보여 주고 있다. t.test() 함수의 결과도 동일함을 알 수 있다.

[R-코드 3.5.4] **[보기 3.3.1] 대응표본에 대한 $t-$검정**

```
## [보기 3.3.1] 소표본 대응자료의 비교
X<-c(23.46, 17.26, 17.32, 20.94, 19.71, 17.44, 20.28, 20.84, 19.55, 19.37)
Y<-c(28.96, 17.70, 18.69, 21.96, 20.40, 18.91, 22.72, 20.86, 20.57, 19.43)
D=X-Y
## 방법 1
## t-test
n=length(D)
m=mean(D)
s=sd(D)
t=m/(s/sqrt(n))

#p-value : 양측검정
pvalue=2*pt(t, df=n-1)
list(t, pvalue)

## 방법 2
# t-검정 : t.test()
t.test(X, Y, paired=T, alternative="two.sided")
```

[결과 3.5.4] **[R-코드 3.5.4]의 수행 결과**

```
> list(t, pvalue)
[[1]]
[1] -2.756709
[[2]]
[1] 0.0222315

> t.test(X, Y, paired=T, alternative="two.sided")
        Paired t-test

data:  X and Y
t = -2.7567, df = 9, p-value = 0.02223
alternative hypothesis: true difference in means is not equal to 0
```

```
95 percent confidence interval:
 -2.5543027 -0.2516973
sample estimates:
mean of the differences
                 -1.403
```

[실습 3.5.5] [R-코드 3.5.5](대표본청소년치아교정률비교-Z-검정.R)은 [보기 3.4.2]에서 부산광역시 남구와 사상구에 거주하는 청소년 중 치아 교정률이 다른지를 보기 위해 남구에서 550명과 사상구에서 440명을 대상으로 치아 교정의 모비율에 대한 H_o : $p_1 - p_2 = 0$, H_1 : $p_1 - p_2 \neq 0$을 검정하기 위한 것이다.

[R-코드 3.5.5]에서 ## 방법 1은 식 (3.4.2)에 의한 $Z-$검정통계량을 직접 구하여 pvalue1=2*(1-pnorm(z))에 의해서 H_1 : $p_1 - p_2 \neq 0$에 대한 양측검정의 유의확률을 제공한다. ## 방법 2는 식 (3.4.2)에 의한 $Z-$검정통계량의 제곱 통계량 $X^2 = Z^2$ 은 자유도 1인 X^2-분포가 된다는 수리적인 사실을 이용하여 pvalue2=1-pchisq(chi, df=1)가 유의확률을 제공하며 이를 ## 방법 3에는 prop.test() 함수를 활용하여 쉽게 검정의 결과를 [결과 3.5.5]에 제공하고 있다. 이와 유사한 성질을 2.5절의 한 집단의 모비율에 대한 검정으로 [실습 2.5.3]에서 살펴본 바가 있다.

[결과 3.5.5]의 0.5215151는 식 (3.4.2)의 검정통계량 Z 관측값에 해당하며 유의확률 $p-$값이 0.602008로 양측검정의 확률값 $2P(Z \geq z)$에 해당한다. 유의수준 $\alpha = 0.05$에서 귀무가설 H_o: $p_1 - p_2 = 0$을 기각하지 못함을 보여 주고 있다. 0.271978는 검정통계량 Z 관측값의 제곱인 $(0.5215151)^2$이며 유의확률이 0.602008로 동일하다. 그리고 prop.test() 함수의 결과도 동일한 결과를 제공하고 있다.

[R-코드 3.5.5] **[보기 3.4.2] 독립표본의 두 모비율에 대한 $Z-$검정과 X^2- 검정**

```
## [보기 3.4.2] 청소년 치아 교정률 남녀 간의 비교
## 방법 1
z.prop = function(x1,x2,n1,n2){
  numerator = (x1/n1) - (x2/n2)
  p.common = (x1+x2) / (n1+n2)
  denominator = sqrt(p.common * (1-p.common) * (1/n1 + 1/n2))
  z.prop.ris = numerator / denominator
```

```
return(z.prop.ris)}
n1 <- 550
n2 <- 440
x <- 120
y <- 90
z=z.prop(x, y, n1, n2)
pvalue1=2*(1-pnorm(z))
list(z, pvalue1)

## 방법 2
# Chisquare test
chi=z^2
pvalue2=1-pchisq(chi, df=1)
list(chi, pvalue2)

## 방법 3
#  prop.test()
prop.test(x=c(120, 90), n=c(550, 440),alternative="two.sided", correct=F)
```

[결과 3.5.5] [R-코드 3.5.5]의 수행 결과

```
> list(z, pvalue1)
[[1]]
[1] 0.5215151
[[2]]
[1] 0.602008

> list(chi, pvalue2)
[[1]]
[1] 0.271978
[[2]]
[1] 0.602008

> prop.test(x=c(120, 90), n=c(550, 440),alternative="two.sided", correct=F)
        2-sample test for equality of proportions without continuity
        correction

data: c(120, 90) out of c(550, 440)
X-squared = 0.272, df = 1, p-value = 0.602
alternative hypothesis: two.sided
95 percent confidence interval:
 -0.03747063  0.06474336
sample estimates:
   prop 1    prop 2
0.2181818 0.2045455
```

3.6 논문에서의 활용

[논문 제목] Cervical Vertebral Body's Volume as a New Parameter for Predicting the Skeletal Maturation Stages

경추의 부피를 새로운 파라메터로 사용하여 골성숙 단계 예측

Research Article

Cervical Vertebral Body's Volume as a New Parameter for Predicting the Skeletal Maturation Stages

Youn-Kyung Choi,[1] Jinmi Kim,[2] Tetsutaro Yamaguchi,[3] Koutaro Maki,[3] Ching-Chang Ko,[4] and Yong-Il Kim[1,5,6]

[1] *Department of Orthodontics, Biomedical Research Institute, Pusan National University Hospital, Gudeokro 179, Busan 602739, Republic of Korea*
[2] *Department of Biostatistics, Clinical Trial Center, Pusan National University Hospital, Busan 602739, Republic of Korea*
[3] *Department of Orthodontics, School of Dentistry, Showa University, Tokyo 1458515, Japan*
[4] *Department of Orthodontics, School of Dentistry, University of North Carolina, Chapel Hill, NC 27599, USA*
[5] *Dental Research Institute, Pusan National University Dental Hospital, Yangsan 626787, Republic of Korea*
[6] *Institute of Translational Dental Sciences, Pusan National University, Busan 602739, Republic of Korea*

Correspondence should be addressed to Yong-Il Kim; kimyongil@pusan.ac.kr

Received 29 February 2016; Revised 27 April 2016; Accepted 10 May 2016

Academic Editor: Roberto Cameriere

This study aimed to determine the correlation between the volumetric parameters derived from the images of the second, third, and fourth cervical vertebrae by using cone beam computed tomography with skeletal maturation stages and to propose a new formula for predicting skeletal maturation by using regression analysis. We obtained the estimation of skeletal maturation levels from hand-wrist radiographs and volume parameters derived from the second, third, and fourth cervical vertebrae bodies from 102 Japanese patients (54 women and 48 men, 5–18 years of age). We performed Pearson's correlation coefficient analysis and simple regression analysis. All volume parameters derived from the second, third, and fourth cervical vertebrae exhibited statistically significant correlations ($P < 0.05$). The simple regression model with the greatest R-square indicated the fourth-cervical-vertebra volume as an independent variable with a variance inflation factor less than ten. The explanation power was 81.76%. Volumetric parameters of cervical vertebrae using cone beam computed tomography are useful in regression models. The derived regression model has the potential for clinical application as it enables a simple and quantitative analysis to evaluate skeletal maturation level.

[내용] 연구의 목적은 2, 3, 4번째 경추의 콘빔 CT 이미지로부터 유도된 체적 파라미터와 골성숙도와의 관계를 알아보고 골 성숙을 예측하기 위한 새로운 공식을 제안하고자 하는 것이다. 골성숙도는 수완부사진(손의 골격을 보여주는 방사선 사진)을 통해 추정하였고, 2, 3, 4번 경추의 체적 파라미터는 5~18세의 102명(여자 54명, 남자 48명)의 일본 환자에서 얻었다.

[보기 3.2.4]에서는 이미 경추의 부피(volume)에 대해서 남녀 간의 두 모평균 $Z-$검정을 통해 경추의 부피는 남자가 여자보다 더 크다고 할 수 없다는 결론을 얻었다. 여기에서는 남녀 간의 골밀도의 모평균을 각각 μ_1과 μ_2라 하면 가설 $H_o: \mu_1 - \mu_2 = 0$, $H_1: \mu_1 - \mu_2 > 0$에 대한 검정을 살펴보자. 이를 위한 [R－코드 3.6.1](논문－대표본골밀도성숙남녀비교－Z－검정)과 [결과 3.6.1]을 참고하기 바란다.

[R-코드 3.6.1] **대표본의 독립표본의 모평균에 대한 $Z-$검정**

```
## 3.6 논문에서의 활용 : [R-코드 3.6.1]골밀도 남녀 간의 비교
# Male Sempe maturation level(SML)
x<-c(28.6,27.5,28.9,21.1,95.9,26.5,25.4,25.8,25.6,24.5,98.3,21.9,24.9,97.6,24.3,21.5,31.2,2
1.8,96.8,22.6,23.4,45.8,97.1,22.8,14.5,27.9,22.4,58.7,21.1,38.9,25.2,25.3,43.8,28,23.2,98.5,
24.5,74.1,27.9,17.6,98.5,24.3,96.4,37.2,19.8,22.3,80.5,31)

# Female Sempe maturation level(SML)
y<-c(82.3,71.1,41.4,42.,34.6,43.1,61.8,51.5,37.3,65.6,96.7,95.9,97.6,25.8,31.3,65.8,61.5,32.
2,23.8,95.3,27.5,30.3,85.4,43.7,40.2,83.2,33.4,88.7,55.6,29.8,75,42.5,24.4,39.8,27.4,55.4,9
7.3,43.2,79.6,82.5,27.4,41.3,59.6,51.7,69.8,97.2,96.8,41.2,38,38.4,79.5,69.5,67.4)

#표본의 크기
n1=length(x);n2=length(y)

#평균, 표준편차
mean(x);sd(x)
mean(y);sd(y)

#Z-test : 대표본
z=(mean(x)-mean(y))/sqrt(sd(x)^2/n1 + sd(y)^2/n2)

#p-value
pvalue=1-pnorm(z)

list(z, pvalue)
```

[결과 3.6.1] **[R-코드 3.6.1]의 수행 결과**

```
> list(z, pvalue)
[[1]]
[1] -3.057649
[[2]]
[1] 0.9988846
```

[결과 해석]

가설 $H_o: \mu_1 - \mu_2 = 0$, $H_1: \mu_1 - \mu_2 > 0$에 대한 검정의 결과 검정통계량의 관측값 -3.057649는 유의확률 $p-$값 $= 0.9989$로 유의수준 $\alpha = 0.05$에서 귀무가설 $H_o: \mu_1 - \mu_2 = 0$을 기각하지 못함을 보여준다. 이는 남녀 간의 골밀도의 성숙은 동일함을 보여주고 있다.

[논문 제목] Resorptive remodeling in maxillary anterior region after bimaxillary surgery for skeletal Class Ⅲ deformities

골격적 Class III의 양악수술 후 상악에서의 흡수성 리모델링

Resorptive remodeling in maxillary anterior region after bimaxillary surgery for skeletal Class III deformities

Paul Lee [a], Yong-Il Kim [a,b,*], Seong-Sik Kim [b], Soo-Byung Park [b], Woo-Sung Son [b]

[a] *Department of Orthodontics, Biomedical research institute, Pusan National University Hospital, Busan, South Korea*
[b] *Department of Orthodontics, Dental research institute, Pusan National University Dental Hospital, Yangsan, South Korea*

Accepted 1 June 2015
Available online 6 July 2015

Abstract

The aim of this retrospective study was to evaluate bony remodelling in the anterior region of the maxilla after bimaxillary surgery for skeletal Class III deformities preoperatively, immediately postoperatively, and 6 months postoperatively. For accurate analysis, cone-beam computed tomographic (CT) images of 29 patients (12 men and 17 women; mean age 22 (range 19 to 44) years) were used. The nasopalatine canal, unaffected by the maxillary Le Fort I osteotomy, was used for the reference points (posterosuperior, midpoint, and posteroinferior). The changes in the distance from each of the points on the nasopalatine canal to the corresponding anterior border of the maxilla were measured and analysed at the 3 stages ($p<0.05$). Bony resorption was apparent during the postoperative period, and the mean resorption was -1.13 (1.53) mm at the posterosuperior level, -0.92 (0.83) mm at the midpoint, and -0.83 (0.88) mm at the posteroinferior level ($p<0.01$). These findings show that there had been resorptive remodelling postoperatively in the anterior maxillary region after bimaxillary surgery with superior maxillary movement, which suggests that the postoperative change in the position of point A is affected by operative movement as well as by postoperative relapse and bony remodelling.

[내용] 연구의 목적은 수술 전, 수술 직후, 수술 후 6개월에서 골격성 3급 부정교합자의 양악 수술 후 골의 remodeling을 평가하는 것이다. 분석을 위해 CBCT를 이용하여 29명의 환자(12명의 남성, 17명의 여성), 평균연령 22세(19~44세)를 사용하였다.

[보기 3.3.1]에서 이미 이 논문의 연구에서 임의로 만든 환자 10명의 소표본 자료에 대한 S−perpendicular to the PNS의 수술 전과 수술 후 거리 변화의 차이의 모평균 μ_D에 대한 가설 검정을 실시한바 있다. 여기에서는 실제 논문의 연구에서는 다른 환자 29명에 대하여 얻어진 자료를 활용하여 가설 $H_0 : \mu_D = 0$, $H_1 : \mu_D \neq 0$에 대한 양측검정을 살펴보자. 이를 위한 [R−코드 3.6.2](논문−소표본수술전후대응표본−t−검정.R)과 [결과 3.6.2]를 참고 바란다.

[R−코드 3.6.2] **대표본의 독립표본의 모평균에 대한 $Z-$검정**

```
## 3.6 논문에서의 활용 [R-코드 3.6.2] 소표본 수술 전후 대응자료의 비교
X<-c(23.46, 17.26, 17.32, 20.94, 19.71, 17.44, 20.28, 20.84, 19.55, 19.37, 21.20,18.05,
     18.91, 18.03, 17.94, 22.20, 28.80, 18.54, 16.57, 18.88, 18.56, 20.16, 23.39, 16.84,
     17.50, 22.74, 12.47, 18.71, 16.19)
Y<-c(28.96, 17.70, 18.69, 21.96, 20.40, 18.91, 22.72, 20.86, 20.57, 19.43, 20.20, 16.47,
     11.57, 23.91, 20.61, 21.94, 30.28, 19.41, 16.44, 22.09, 21.59, 20.50, 22.88, 21.05,
     19.13, 25.33, 15.12, 18.02, 19.18)

# t-검정 : t.test()
t.test(X, Y, paired=T, alternative="two.sided")
```

[결과 3.6.2] [R-코드 3.6.2]의 수행 결과

```
> t.test(X, Y, paired=T, alternative="two.sided")
        Paired t-test

data:  X and Y
t = -2.5793, df = 28, p-value = 0.01544
alternative hypothesis: true difference in means is not equal to 0
95 percent confidence interval:
 -2.1078526 -0.2418026
sample estimates:
mean of the differences
              -1.174828
```

[결과 해석]

$H_0 : \mu_D = 0$, $H_1 : \mu_D \neq 0$에 대한 검정의 결과 검정통계량의 관측값 -2.5793은 자유도 df = 28로 유의확률 $p-$값 = 0.01544로 유의수준 $\alpha = 0.05$에서 귀무가설 $H_0 : \mu_D = 0$을 기각함을 보여준다. 이는 S-perpendicular to the PNS의 수술 전과 후 거리 변화 차이는 있음을 보여주고 있다.

CHAPTER 04

여러 집단의 비교

4.1 여러 집단의 비교

두 집단의 비교는 3장에서 다루었고 이 장에서는 여러 집단을 비교할 때 적용되는 분산분석(analysis of variance, ANOVA)에 대해 알아보고자 한다. 예를 들어 발치 난이도가 10대~20대, 30~40대, 50대~60세 그룹 간에 차이가 있는 지를 혹은 발치 난이도 예측지수의 세 가지 정도(easy, moderate, difficult)에 따라 비교하는 경우이다. 일반적으로 g개의 처리 또는 집단에 의해서 구해진 독립표본에 대하여 이들 평균 간 차이의 유의성을 비교 평가하는 방법으로 1920년대 피셔(R.A. Fisher: 1890~1962)가 제안한 방법이 분산분석이다. 세 집단 이상의 g개 집단의 모평균 비교를 위해 다음과 같은 가설을 가정하게 된다.

$$H_0 : \mu_1 = \mu_2 = \cdots = \mu_g$$

특히, 여러 처리 또는 집단에 의해 독립표본이 잘 얻어지기 위해서는 철저하게 계획되고 확률화(randomization) 원칙을 따르는 실험계획(experimental design)이 필요하다. 실험계획에는 일원, 이원, 라틴방격, 요인 등 다양한 계획들이 존재한다. 이 장에서는 가장 많이 활용되며 잘 알려진 일원 분산분석(one-way ANOVA)에 대해서 설명하고자 한다.

더불어 분산분석의 결과 처리 집단 간에 차이가 생기면 이들의 짝에 대한 통계적 유의성 비교를 다중비교(multiple comparison)를 통해 확인하게 된다.

4.2 일원 분산분석 및 다중비교

일원 분산분석을 완전확률화계획(completely randomized design)라고도 하는데 이는 비교 대상이 되는 g개의 독립표본이 g개의 처리(treatment)에 대한 반응을 나타내는 모집단으로부터 독립적으로 추출되어 얻어졌다고 가정한다. 처리(또는 요인)란, 실험계획에서 대상에 대해 실시할 실험의 조건, 방법 또는 특성을 말한다.

[표 4.2.1] **일원 분산분석을 적용할 g 개 처리의 독립표본의 구조**

처리	1	2	⋯	g
자료	y_{11} y_{12} ⋮ y_{1n_1}	y_{21} y_{22} ⋮ y_{2n_2}	⋯ ⋯ ⋯	y_{g1} y_{g2} ⋮ y_{gn_g}
평균	$\overline{y}_1$	$\overline{y}_2$	⋯	$\overline{y}_g$
총평균	$\overline{y} = \dfrac{n_1\overline{y}_1 + \cdots + n_g\overline{y}_g}{n}$			

일원 분산분석에서는 [표 4.2.1]과 같이 전체 $n(= n_1 + n_2 + \cdots + n_g)$개 실험 또는 조사 대상으로부터 비교하고자 하는 g개의 처리를 적용할 각각 크기가 n_1, n_2, ... , n_g인 독립표본을 얻게 된다.

[표 4.2.1]에서 처리 i에 대한 j번째 자료값을 $y_{ij}(i = 1,...,g\,;\, j = 1,...,n_i)$로 나타내면 y_{ij}에 대한 식 (4.2.1)의 수학적 모형을 세울 수 있다.

$$y_{ij} = \mu_i + e_{ij},\ j = 1,...,n_i,\ i = 1,...,g \tag{4.2.1}$$

여기서 μ_i는 i번째 처리에 대한 효과(effect)로 평균 반응을 나타내고 오차항 e_{ij}는 서로 독립이며 정규분포 $N(0, \sigma^2)$을 따른다.

이젠 g개의 처리 간의 비교는 다음과 같은 귀무가설과 대립가설을 검정하면 된다.

$$H_0 : \mu_1 = \mu_2 = \cdots = \mu_g, \quad H_1 : \text{모든 } \mu_i \text{가 다 같은 것은 아니다.}$$

이를 위해선 실제로 [표 4.2.1]의 처리들의 표본평균

$$\overline{y}_1, \quad \overline{y}_2, \quad ..., \quad \overline{y}_g$$

이 통계적으로 서로 얼마나 다른 지를 분산분석(ANOVA)를 통하여 살펴보는 것이다.

분산분석을 위한 전반적인 공식은 다음과 같은 기본적인 분해로 출발한다.

$$(y_{ij} - \overline{y}) = (\overline{y}_i - \overline{y}) + (y_{ij} - \overline{y}_i)$$

이 분해의 양변을 제곱하면 다음과 같다.

$$(y_{ij} - \overline{y})^2 = (\overline{y}_i - \overline{y})^2 + (y_{ij} - \overline{y}_i)^2 + 2(\overline{y}_i - \overline{y})(y_{ij} - \overline{y}_i) \tag{4.2.2}$$

전체제곱합(total sum of squares, TSS), 처리제곱합(sum of squares for the treatment, SST)과 오차제곱합(sum of squares for the error, SSE)을 각각

$$TSS = \sum_{i-1}^{g}\sum_{j=1}^{n_i}(y_{ij} - \overline{y})^2 \tag{4.2.3}$$

$$SST = \sum_{i=1}^{g}\sum_{j=1}^{n_i}(\overline{y}_i - \overline{y})^2 = \sum_{i=1}^{g} n_i(\overline{y}_i - \overline{y})^2 \tag{4.2.4}$$

$$SSE = \sum_{i=1}^{g}\sum_{j=1}^{n_i}(y_{ij} - \overline{y}_i)^2 \tag{4.2.5}$$

로 정의하면 식 (4.2.2)로 부터 우변 맨 끝항은 $\Sigma_{j=1}^{n_i}(y_{ij} - \overline{y}_i) = 0$ 이므로 다음과 같은 분해를 얻게 된다.

$$\begin{array}{ccccccc} & \sum_{i=1}^{g}\sum_{j=1}^{n_i}(y_{ij} - \overline{y})^2 & = & \sum_{i=1}^{g} n_i(\overline{y}_i - \overline{y})^2 & + & \sum_{i=1}^{g}\sum_{j=1}^{n_i}(y_{ij} - \overline{y}_i)^2 \\ \Leftrightarrow & TSS & = & SST & + & SSE \end{array}$$

식 (4.2.4)와 식 (4.2.5)의 제곱합을 모분산 σ^2으로 나누면 각각 자유도가 $g-1$과 $n-g$인 카이제곱 분포를 따른다고 알려져 있다. 그리고 이들 제곱합을 각각의 자유도」

나눈 값 $MST = SST/(g-1)$와 $MSE = SSE/(n-g)$를 제곱평균(mean square)이라 한다.

끝으로 귀무가설 $H_0 : \mu_1 = \mu_2 = \cdots = \mu_g$ 하에 검정통계량

$$F = \frac{MST}{MSE} = \frac{SST/(g-1)}{SSE/(n-g)} \tag{4.2.6}$$

는 자유도 $(g-1, n-g)$인 F – 분포를 따르며 검정통계량의 관측값 f에 대해 유의수준 α에서 귀무가설 H_0를 검정하기 위한 유의확률은 다음과 같다.

$$p-\text{값} = P[F \geq f] \tag{4.2.7}$$

지금까지 설명한 일원 분산분석에 대한 계산을 요약하고 있는 분산분석표가 [표 4.2.2]에 있다.

[표 4.2.2] **일원 분산분석표**

요인 (Source)	자유도 (df)	제곱합 (Sum of Squares)	평균제곱합 (Mean Square)	분산비 (F value)	$p-$값
처리 (Model)	$g-1$	SST	$MST = SST/(g-1)$	$F = \frac{MST}{MSE}$	$P[F \geq f]$
오차 (Error)	$n-g$	SSE	$MSE = SSE/(n-g)$		
전체 (Total)	$n-1$	TSS			

실제 자료를 통하여 [표 4.2.2]의 일원 분산분석표는 R – 코드의 anova() 함수를 활용하면 되고 [보기 4.2.1]과 [보기 4.2.2]를 위한 [R – 코드 4.3.1]과 [R – 코드 4.3.2]에 주어져 있다. 다음의 보기에서 분산분석표의 자세한 계산과정보다는 그 결과를 해석하는데 초점을 맞추기로 한다.

추가적으로 식 (4.2.7)의 $p-$값이 유의수준 α보다 작아 귀무가설이 기각되면 다중비교를 통해 처리 간의 차이를 검정하게 된다. 간단히 말해서 반복 측정된 처리간의 평균에 대한 통계적 검정으로 생각할 수 있고 던칸(Duncan), 세페(Scheffe), 본페로니(Bonferroni)

등 다양한 방법이 있다. 그러나 이들의 이론적인 부분은 생략하고 R의 library(agricolae)에서 제공하는 duncan.test()나 scheffe.test()를 활용하여 해석하는 데 주안점을 두려한다.

보기 4.2.1 발치 난이도 비교

세 가지 발치 난이도 예측지수(PI)에 매복치 발치 난이도에 대한 환자 762명의 표본자료가 다음과 같이 주어져 있다. 유의수준 0.05에서 발치 난이도에 대한 검정을 시행하라.

발치난이도 예측지수 (PI)	Easy	Moderate	Difficulty
자 료	4	3	5
	4	3	3
	4	4	3
	5	4	3
		… 생 략 …	
	5	5	5
평 균	3.343	3.465	3.462

[1] 3종류의 발치 난이도 예측지수(PI)는 처리가 $g=3$개임을 말하며 발치 난이도 예측지수의 효과가 같다는 귀무가설 $H_0: \mu_1 = \mu_2 = \mu_3$에 대한 일원 분산분석의 [결과 4.2.1]이 주어져 있다.

[결과 4.2.1] **(발치난이도세수준비교－anova－다중비교.R)의 수행 결과**

```
1) 일원 분산분석
                    Df  Sum Sq  Mean Sq  F value  Pr(>F)
발치난이도예측지수    2     2.7   1.3599   2.7582  0.064 .
Residuals          759   374.2   0.4931
---
Signif. codes: 0 '***' 0.001 '**' 0.01 '*' 0.05 '.' 0.1

2) 다중비교
      Groups, Treatments and means
a       moder      3.465
a       diffi      3.462
a       easy       3.343
```

[2] [결과 4.2.1]－1) 일원 분산분석으로부터 검정통계량 관측값 $f=2.758$은 자유도 (2, 759)을 따르며 유의확률이 0.064로 유의수준 0.05에서 귀무가설은 기각하지 못한다. 이는 발치난이도 예측지수의 효과가 같다는 결론을 짓게 된다.

[3] [결과 4.2.1]－2) 다중비교에서 던칸방법에 의한 다중비교에서도 발치난이도 예측지수 간에는 전체적으로 비슷한 평균값에 의해서 차이가 없음을 보여 준다.

보기 4.2.2 4개 회사 칫솔 치태지수 비교를 위한 일원 분산분석

16명의 치과병원 환자를 4명씩 임의추출하여 4개 회사의 칫솔을 사용하게 하여 치태지수를 조사하였다(임희정, 2008, 4.3절). 4개 회사 칫솔 효과에 대한 차이를 유의수준 5%에서 검정하라.

칫솔회사	A	B	C	D
자 료	0.46	0.73	0.99	0.66
	0.74	0.54	0.78	0.49
	0.26	0.47	0.63	0.23
	0.55	0.59	0.81	0.09
평 균	0.50	0.58	0.80	0.37

[1] 4개 회사의 칫솔 A, B, C, D는 처리가 $g=4$개임을 말하며 이들의 효과가 같다는 $H_0: \mu_1 = \mu_2 = \mu_3 = \mu_4$의 일원 분산분석 [결과 4.2.2]가 주어져 있다.

[결과 4.2.2] (4개 회사 칫솔사용 후 치태지수 비교－anova－다중비교.R)의 수행 결과

```
1) 일원 분산분석
          Df  Sum Sq   Mean Sq   F value  Pr(>F)
group      3  0.39848  0.132825   3.8177 0.03937 *
Residuals 12  0.41750  0.034792
---
Signif. codes:  0 '***' 0.001 '**' 0.01 '*' 0.05 '.' 0.1 ' '

2) 다중비교
Groups, Treatments and means
a      C      0.8025
ab     B      0.5825
ab     A      0.5025
b      D      0.3675
```

[2] [결과 4.2.2]－1) 일원 분산분석으로부터 검정통계량 관측값 $f=3.8177$은 자유도 (3, 12)를 따르며 유의확률이 0.039로 유의수준 0.05에서 귀무가설을 기각한다. 그 결과 4개 회사 칫솔의 효능에는 차이가 있다고 볼 수 있다.

[3] [결과 4.2.2]－2) 다중비교를 통해 B와 A 회사 칫솔의 성능은 동일하며 나머지는 D 회사의 칫솔이 비교적 치태를 제거하는 데 성능이 우수함을 알 수 있다.

4.3 R - 코드 실습

R에서 일원 분산분석을 위한 함수는 anova(lm())와 aov()를 사용할 수 있으나 추가적으로 다중비교를 위한 library(agricolae)의 함수 duncan.test() 등을 사용하기 위해선 aov()를 사용해야 한다.

[실습 4.3.1] [R－코드 4.3.1](발치난이도세수준비교－anova－다중비교.R)은 [보기 4.2.1]에서 발치 난이도 예측지수(PI)의 세 가지(easy, moderate, difficulty)에서 매복치 발치 난이도에 대한 가설 $H_0: \mu_1 = \mu_2 = \mu_3$을 검정하기 위한 일원 분산분석을 제공한다.

[표 4.3.1] **매복치 자료 일부(molar2.txt)**

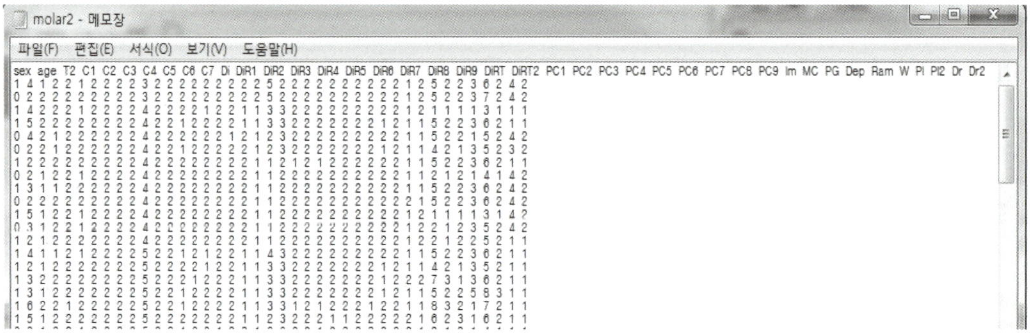

```
molar2 - 메모장
파일(F) 편집(E) 서식(O) 보기(V) 도움말(H)
sex age T2 C1 C2 C3 C4 C5 C6 C7 Di DiR1 DiR2 DiR3 DiR4 DiR5 DiR6 DiR7 DiR8 DiR9 DiRT DiRT2 PC1 PC2 PC3 PC4 PC5 PC6 PC7 PC8 PC9 Im MC PG Dep Ram W PI PI2 Dr Dr2
1 4 1 2 2 1 2 2 2 2 3 2 2 2 2 2 2 2 2 2 5 2 2 2 2 2 2 2 2 2 2 1 2 5 2 2 3 6 2 4 2
0 2 2 2 2 2 2 2 2 2 3 2 2 2 2 2 2 2 2 2 5 2 2 2 2 2 2 2 2 2 2 1 2 5 2 2 3 7 2 4 2
1 4 2 2 2 1 2 2 2 2 4 2 2 2 2 1 2 2 1 1 3 3 2 2 2 2 2 2 2 2 2 1 2 1 1 1 1 3 1 1 1
1 5 2 2 2 2 2 2 2 2 4 2 2 1 2 2 2 2 1 1 3 3 2 2 2 2 2 2 2 1 2 1 1 5 2 2 3 6 2 1 1
0 4 2 1 2 2 2 2 2 2 4 2 2 2 2 2 2 1 2 1 2 3 2 2 2 2 2 2 2 2 2 1 1 5 2 2 1 5 2 4 2
0 2 2 1 2 2 2 2 2 2 4 2 2 1 2 2 2 2 2 1 2 3 2 2 2 2 2 2 2 1 2 1 1 4 2 1 3 5 2 3 2
1 2 2 2 2 2 2 2 2 2 4 2 2 2 2 2 2 2 2 1 1 2 1 2 1 2 2 2 2 2 2 1 1 5 2 2 3 6 2 1 1
0 2 1 2 2 1 2 2 2 2 4 2 2 2 2 2 2 2 2 1 1 2 2 2 2 2 2 2 2 2 2 1 1 2 1 2 1 4 1 4 2
1 3 1 1 2 2 2 2 2 2 4 2 2 2 2 2 2 2 2 1 1 2 2 2 2 2 2 2 2 2 2 1 1 5 2 2 3 6 2 4 2
0 2 2 2 2 2 2 2 2 2 4 2 2 2 2 2 2 2 2 1 1 2 2 2 2 2 2 2 2 2 2 2 1 5 2 2 3 6 2 4 2
1 5 1 2 2 1 2 2 2 2 4 2 2 2 2 2 2 2 2 1 1 2 2 2 2 2 2 2 2 2 2 1 2 1 1 1 1 3 1 4 2
0 3 1 2 2 1 2 2 2 2 4 2 2 2 2 2 2 2 2 1 1 2 2 2 2 2 2 2 2 2 2 1 2 2 1 2 3 5 2 4 2
1 2 1 2 2 2 2 2 2 2 4 2 2 2 2 2 2 2 2 1 1 2 2 2 2 2 2 2 2 2 2 1 2 2 1 2 2 5 2 1 1
1 4 1 1 2 1 2 2 2 2 5 2 2 1 2 1 2 2 1 1 4 3 2 2 2 2 2 2 2 2 2 1 1 5 2 2 3 6 2 1 1
1 2 1 2 2 2 2 2 2 2 5 2 2 2 2 1 2 2 1 1 3 3 2 2 2 2 2 2 2 1 2 1 1 4 2 1 3 5 2 1 1
1 3 2 2 2 2 2 2 2 2 5 2 2 2 1 2 2 2 1 1 3 3 2 2 2 2 2 2 2 1 2 2 2 7 3 1 3 6 2 1 1
1 3 1 2 2 2 2 2 2 2 5 2 2 1 2 2 2 2 1 1 3 3 2 2 2 2 2 2 2 1 2 1 1 5 2 2 5 8 3 1 1
1 6 2 2 1 2 2 2 2 2 5 2 2 1 2 2 2 2 1 1 3 3 1 2 1 2 2 2 1 2 2 1 1 8 3 2 1 7 2 1 1
1 5 1 2 2 2 2 2 2 2 5 2 2 2 2 2 2 2 1 1 2 3 2 2 2 1 1 2 2 2 2 2 1 6 2 3 1 6 2 1 1
```

원자료 일부인 [표 4.3.1] molar2.txt에 대한 변수 설명은 1.3절의 [표 1.3.3]을 참고하고 바란다. [R-코드 4.3.1]에서는 molar2.txt로부터 #### data2의 변수 범주화 ####에서 발치난이도예측지수(PI2)에 세 가지 수준을 부여하고 발치난이도(Di)와 함께 data.frame(발치난이도, 발치난이도예측지수) 형식으로 자료를 생성한다. tapply() 함수는 변수들에 대한 평균을 포함하여 요약 정보 통계량을 제공한다. aov() 함수를 활용하여 일원 분산분석을 수행하고 library(agricolae)의 함수 duncan.test()에 의한 다중비교를 [보기 4.2.1]의 [결과 4.2.1]을 제공한다.

결과에 대한 해석은 [보기 4.2.1]을 참고로 하면 되나 특히, Pr(>F)는 유의확률 p－값을 제공하며 이는 확률값 $P[F \geq 2.758]$에 해당한다. 그리고 유의확률을 유의수준 α와 비교한 표시도 결과 아래쪽에 <Signif. codes : 0 '***' 0.001 '**' 0.01 '*' 0.05 '.' 0.1 >

에 정리되어 있다.

[R-코드 4.3.1] **[보기 4.2.1] 3가지 발치 난이도 예측지수에서 발치 난이도의 비교**

```
setwd("E:/R_기초통계학/R-codes")
#### 하악 제3대구치(38,48)만 고려하고 새 변수가 추가 : molar2(762x41) ####
data2 <- read.table("molar2.txt", header=T)
#### data2의 변수 범주화 ####
발치난이도예측지수=factor(data2$PI2,
         levels=c(1:3), labels=c("easy","moder","diffi"))
발치난이도=data2$Di
d <- data.frame(발치난이도,발치난이도예측지수)

## 발치 난이도 예측지수 3범주 정보
tapply(발치난이도,발치난이도예측지수, summary)

## 일원 분산분석
fit <- aov(발치난이도 ~ 발치난이도예측지수, data=d)
summary(fit)

## 다중 비교:  Multiple Comparison
library(agricolae)
duncan.test(fit, "발치난이도예측지수", console=T)
```

[실습 4.3.2] [R-코드 4.3.2](4개회사칫솔사용후치태지수비교-anova-다중비교.R)는 [보기 4.2.2]에서 4개 회사(A, B, C, D)의 칫솔 사용 후 치태지수의 비교를 위해 $H_0: \mu_1 = \mu_2 = \mu_3 = \mu_4$에 대한 일원 분산분석과 다중비교에 대한 [결과 4.2.2]와 해석을 제공한다. [R-코드 4.3.2]는 실험자료인 치태지수를 칫솔 회사별로 직접 입력하고 그 자료의 수에 따라 rep() 함수를 활용하여 수준을 부여하고 data.frame(data,group) 형식으로 자료를 구성하였다.

[R-코드 4.3.2] **[보기 4.2.2] 4개 회사 칫솔 사용 후 치태지수 비교**

```
## [보기 4.2.2] 4개 회사 칫솔 사용 후 치태지수 비교
A<-c(0.46,0.74,0.26,0.55)
B<-c(0.73,0.54,0.47,0.59)
C<-c(0.99,0.78,0.63,0.81)
D<-c(0.66,0.49,0.23,0.09)
data<-c(A, B, C, D)
```

```
# 세 집단에 의한 자료
group<-c(rep("A",4),rep("B",4),rep("C",4),rep("D",4))
data<-data.frame(data,group)

# 일원 분산분석
fit<-aov(data~group,data=data);summary(fit)

## 다중비교: Multiple Comparison
library(agricolae)
duncan.test(fit, "group", console=T)
```

4.4 논문에서의 활용

[논문 제목] Three-dimensional analysis of dental decompensation for skeletal Class III malocclusion on the basis of vertical skeletal patterns obtained using cone-beam computed tomography.

수직적 골격적 형태에 기초하여 3급 부정교합(아래턱 전돌)환자의 치아 탈보상에 대한 콘빔 CT를 사용한 3차원적 분석

Three-dimensional analysis of dental decompensation for skeletal Class III malocclusion on the basis of vertical skeletal patterns obtained using cone-beam computed tomography

Yong-Il Kim[a,b]
Youn-Kyung Choi[c]
Soo-Byung Park[c]
Woo-Sung Son[c]
Seong-Sik Kim[c]

[a]Department of Orthodontics, School of Dentistry, Pusan National University, Busan, Korea
[b]Biomedical Research Institute, Pusan National University Hospital, Busan, Korea
[c]Department of Orthodontics, School of Dentistry, Pusan National University, Yangsan, Korea

Objective: To evaluate the presurgical orthodontic tooth movement of mandibular teeth after dental decompensation for skeletal Class III deformities on the basis of vertical skeletal patterns. Methods: This cohort was comprised of 62 patients who received presurgical orthodontic treatment. These patients were divided into 3 groups according to their vertical skeletal patterns. Changes in the positions of the mandibular central incisor, canine, premolar, and 1st molar after presurgical orthodontic treatment were measured using a cone-beam computed tomography (CBCT) superimposition method. Results: The incisors moved forward after dental decompensation in all 3 groups. The canines in group I and the 1st premolars in groups I and III also moved forward. The incisors and canines were extruded in groups I and II. The 1st and 2nd premolars were also extruded in all groups. Vertical changes in the 1st premolars differed significantly between the groups. We also observed lateral movement of the canines in group III and of the 1st premolar, 2nd premolar, and 1st molar in all 3 groups ($p < 0.05$). Conclusions: Movement of the mandibular incisors and premolars resolved the dental compensation. The skeletal facial pattern did not affect the dental decompensation, except in the case of vertical changes of the 1st premolars.
[Korean J Orthod 2012;42(5):227-234]

Key words: 3D cephalometry, Class III, Surgery

[내용] 연구의 목적은 수직적 골격형태에 기초하여 골격적 3급 부정교합의 치아의 술전 탈보상치료 후 하악의 전치 치아의 이동을 평가하고자 한다. 이를 위해 수술 전 교정을 받은 62명의 환자를 수직적 골격형태에 따라 3가지 군(Hyper, Normo, Hypo)으로 나누었다. CBCT 중첩을 이용하여 전치부 치열 교정 치료 후, 하악 중절치 견치, 소구치 제1대구치의 위치변화를 측정하였다.

[R－코드 4.4.1] (논문－부정교합환자세집단비교－anova－다중비교.R)은 이들 세 그룹의 Frankfort 하악 평면각에 차이가 있는지에 대한 귀무가설 $H_0: \mu_1 = \mu_2 = \mu_3$을 검정하기 위한 일원 분산분석을 제공하며 [결과 4.4.1]을 참고한 [결과 해석]을 살펴보기 바란다.

[R－코드 4.4.1] **세 집단의 Frankfort 하악 평면각에 대한 비교**

```
## 4.4 논문에서의 활용: [R-코드 4.4.1]  Hyper, Normo, Hypo
FMA1<-c(32.88,32.04,32.32,36.3,38.78,41.22,43.53,38.08,76.41,33.32,35.95)
FMA2<-c(24.23,28.02,25.44,23.83,26.49,27.18,27.27,27.4,27.74,27.91)
FMA3<-c(10.59,14.98,19.22,20.53,20.96,21.03,21.36,22.35,19.6,20.46)
FMA<-c(FMA1,FMA2,FMA3)

#표본의 크기
n1<-length(FMA1)
n2<-length(FMA2)
n3<-length(FMA3)

# 세 집단에 의한 자료
group<-c(rep("Hyper",n1),rep("Normo",n2),rep("Hypo",n3))
data<-data.frame(FMA,group)

# 일원 분산분석
fit<-aov(FMA~group,data=data);summary(fit)

## 다중비교: Multiple Comparison
library(agricolae)
duncan.test(fit, "group", console=T)
```

[결과 4.4.1] [R-코드 4.4.1]의 수행 결과

```
> fit<-aov(FMA~group,data=data);summary(fit)
            Df Sum Sq Mean Sq  F value    Pr(>F)
group        2   2388  1193.9     19.32 5.34e-06 ***
Residuals   28   1730    61.8
---
Signif. codes:  0 '***' 0.001 '**' 0.01 '*' 0.05 '.' 0.1

> library(agricolae)
> duncan.test(fit, "group", console=T)
Groups, Treatments and means
a         Hyper   40.08
b         Normo   26.55
c         Hypo     19.11
```

[결과 해석]

가설 $H_0 : \mu_1 = \mu_2 = \mu_3$에 대한 검정의 결과 유의확률 $p-$값이 매우 작아 유의수준 $\alpha = 0.05$에서 귀무가설을 충분히 기각함을 보여준다. 이는 세 집단의 환자들의 Frankfort 하악 평면각은 차이가 있음을 보여준다. 실제로 다중비교 결과 세 집단의 평균이 차이가 통계적으로 유의하게 나며 특히, Hypo의 평균이 19.11로 가장 낮다.

CHAPTER 05 상관분석과 회귀분석

5.1 상관분석

일반적으로 두 개 혹은 그 이상의 변수들에 의해서 측정된 자료에서 이들 변수 간의 상관관계(correlation)가 중요한 경우가 많다. 예를 들자면 악교정 수술 후 하악골 후퇴량(mandibular setback amount)과 수술 전후 평균 2, 3개월 사이의 상기도 부피 변화(change of pharyngeal airway volume)의 관계, 연령과 골밀도 성숙 정도의 관계, 발치 난이도와 연령의 관계가 있다. 이러한 변수들의 관계를 알아보는 데 가장 먼저 할 일은 두 변수 X와 Y에 의해서 n개의 대상을 측정한 자료쌍 (x_1, y_1), (x_2, y_2), ..., (x_n, y_n)을 이차원 평면상에 점으로 나타낸 산점도(scatter diagram)를 그리는 것이다. [보기 5.1.1]은 안면비대칭 환자 37명의 비대칭 측정 변수 두 가지에 대한 산점도 [그림 5.1.1]을 보여 주고 있다.

일반적으로 [보기 5.1.1]과 같은 자료쌍 간에 직선의 형태를 보여주는 산점도는 두 변수가 매우 밀접한 상관관계를 가지고 있음을 보여주고 있다. 이와 같이 두 변수 사이의 선형관계를 산점도로 보여주는 대신에 식 (5.1.1)과 같이 하나의 측정값인 통계량으로 나타낸 것이 칼 피어슨(Karl Pearson)의 상관계수(correlation coefficient)이다.

$$r = \frac{\sum_{i=1}^{n}(x_i - \bar{x})(y_i - \bar{y})}{\sqrt{\sum_{i=1}^{n}(x_i - \bar{x})^2}\sqrt{\sum_{i=1}^{n}(y_i - \bar{y})^2}} = \frac{S_{xy}}{\sqrt{S_{xx}}\sqrt{S_{yy}}} \tag{5.1.1}$$

식 (5.1.1)에서 통계량 S_{xy}, S_{xx}, S_{yy}은 두 변수 X와 Y에 의해서 측정된 n개의 자료쌍 (x_i, y_i), $i = 1, ..., n$으로부터 얻을 수 있다. 즉, 각 변수의 평균을 $\bar{x}$와 $\bar{y}$라 하면 편

차(deviation)들 $x_i - \overline{x}$ 와 $y_i - \overline{y}$, $i = 1, ..., n$ 간의 곱의 합은 다음과 같다.

$$S_{xy} = \sum_{i=1}^{n} (x_i - \overline{x})(y_i - \overline{y}) = \sum_{i=1}^{n} x_i y_i - \left(\sum_{i=1}^{n} x_i \sum_{i=1}^{n} y_i \right) / n \tag{5.1.2}$$

보기 5.1.1 안면 비대칭 환자의 비대칭 측정 변수간의 산점도

안면 비대칭 환자 37명의 정모두부방사선 사진(cephalogram using V-ceph)을 통해 비대칭을 측정한 변수 HMD(hard tissue mention deviation)과 CNL(condylar neck length)의 관계를 알아보기 위해 다음의 자료(임희정, 2008, 5.3절)에 대해 산점도를 그려보고 이들의 관계를 설명하라.

HMD	2.0	2.0	2.0	2.2	2.5	2.5	3.0	3.1	3.1	3.2	3.5	3.5	3.9	4.0
	4.1	4.6	5.4	5.5	5.5	5.5	6.1	6.3	6.3	7.0	7.0	7.2	7.5	7.5
	8.6	8.8	9.1	9.1	9.2	10.1	10.6	11.5	14.9					
CNL	-0.01	0.92	3.98	-0.62	0.85	-0.03	-1.04	2.42	2.31	6.39	1.45	0.28	2.31	
	-3.09	1.19	0.90	2.61	3.32	1.83	3.00	3.65	2.24	1.04	8.10	2.14	1.04	
	2.81	4.04	3.02	1.84	8.57	7.73	4.91	10.44	9.68	5.27	10.21			

주어진 자료에 대한 산점도 [그림 5.5.1]은 환자들의 CNL이 높을수록 HMD가 높음을 알 수 있다.

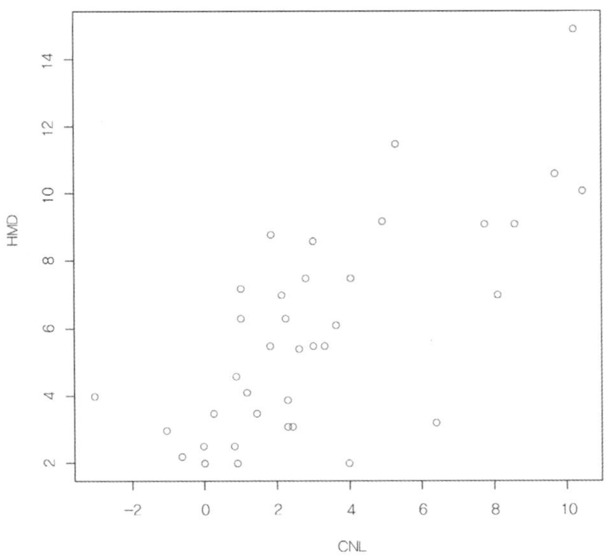

[그림 5.1.1] CNL과 HMD의 산점도

그리고 편차들 각각의 제곱합은

$$S_{xx} = \sum_{i=1}^{n}(x_i - \overline{x})^2 = \sum_{i=1}^{n}x_i^2 - \left(\sum_{i=1}^{n}x_i\right)^2 / n \tag{5.1.3}$$

$$S_{yy} = \sum_{i=1}^{n}(y_i - \overline{y})^2 = \sum_{i=1}^{n}y_i^2 - \left(\sum_{i=1}^{n}y_i\right)^2 / n \tag{5.1.4}$$

를 제공한다. 실제로 식 (5.1.2), 식 (5.1.3), 식 (5.1.4)의 통계량을 각각 $n-1$로 나누면 변수 X와 Y의 (표본)공분산, 변수 X의 (표본)분산 그리고 변수 Y의 (표본)분산이 된다.

식 (5.1.1)의 상관계수 r은 다음의 성질을 가지고 있으며 [그림 5.1.2]은 세 종류의 상관에 관한 산점도를 보여주고 있다.

상관계수의 성질
(1) $-1 \leqq r \leqq 1$ (2) $r > 0$: X의 값이 증가함에 따라 Y의 값도 이에 비례하여 증가하는 경향이 있고 이를 양의 상관(positive correlation)이라 한다. (3) $r < 0$: X의 값이 증가함에 따라 Y의 값은 이에 반비례하여 감소하는 경향이 있으며 음의 상관(negative correlation)이라 한다. (4) $r = 0$: 상관이 없는 무상관(uncorrelation)이다.

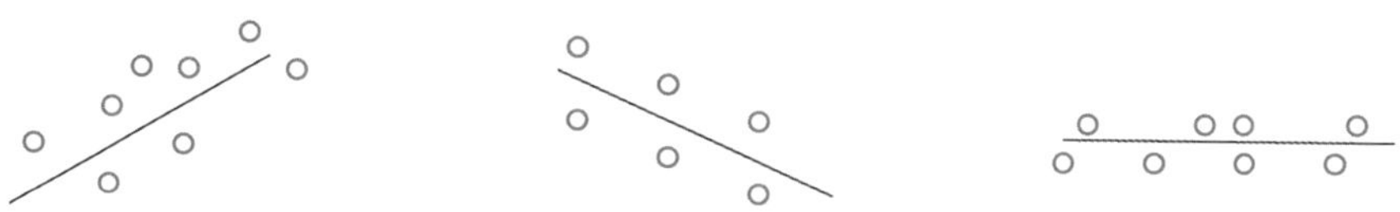

(1) $0 < r < 1$ (2) $-1 < r < 0$ (3) $r = 0$

[그림 5.1.2] **산점도 : (1) 양의 상관 (2) 음의 상관 (3) 무상관**

보기 5.1.2 안면 비대칭 환자의 비대칭 측정 변수간의 상관계수

[보기 5.1.1]로부터 환자들 $n = 37$명의 HMD과 CNL의 자료에 대한 상관계수를 다음의 표를 활용하여 구해보라. 여기서 측정 변수로 $X=$ CNL와 $Y=$ HMD라 하자.

환자	x_i	y_i	x_i^2	y_i^2	$x_i y_i$
1	-0.01	2.0	0.0001	4.00	-0.020
2	0.92	2.0	0.8464	4.00	1.840
3	3.98	2.0	15.8404	4.00	7.960
4	-0.62	2.2	0.3844	4.84	-1.364
5	0.85	2.5	0.7225	6.25	2.125
6	-0.03	2.5	0.0009	6.25	-0.075
7	-1.04	3.0	1.0816	9.00	-3.120
8	2.42	3.1	5.8564	9.61	7.502
9	2.31	3.1	5.3361	9.61	7.161
10	6.39	3.2	40.8321	10.24	20.448
⋮	⋮	⋮	⋮	⋮	⋮
35	9.68	10.6	93.7024	112.36	102.608
36	5.27	11.5	27.7729	132.25	60.605
37	10.21	14.9	104.2441	222.01	152.129
합계	$\sum_{i=1}^{n} x_i = 115.700$	$\sum_{i=1}^{n} y_i = 217.900$	$\sum_{i=1}^{n} x_i^2 = 739.811$	$\sum_{i=1}^{n} y_i^2 = 1630.610$	$\sum_{i=1}^{n} x_i y_i = 943.023$

$$[1]\ S_{xx} = \sum_{i=1}^{n} x_i^2 - \left(\sum_{i=1}^{n} x_i\right)^2 / n = 739.811 - (115.700)^2/37 = 378.014$$

$$S_{yy} = \sum_{i=1}^{n} y_i^2 - \left(\sum_{i=1}^{n} y_i\right)^2 / n = 1630.610 - (217.900)^2/37 = 347.3557$$

$$S_{xy} = \sum_{i=1}^{n} x_i y_i - \left(\sum_{i=1}^{n} x_i \sum_{i=1}^{n} y_i\right) / n = 943.023 - (115.700 \times 217.900)/37 = 261.6438$$

[2] 상관계수 : $r = \dfrac{261.6438}{\sqrt{378.014}\sqrt{347.3557}} = 0.722.$

이는 두 변수 $X=$ CNL와 $Y=$ HMD 간의 높은 양의 상관이 있음을 나타낸다.

여러 변수에 대한 상관관계를 살펴보는 통계적 분석을 상관분석(correlation analysis)이라 한다. 상관분석의 단점은 두 변수 간의 선형관계만 보여 준다는 점이다.

만약에 두 변수의 관계가 곡선 형태이거나, 서로 다른 두 집단에 대한 자료가 혼합되어 있는 경우에는 상관계수로 관계를 평가하는 것은 적합하지 못하다. 특히 두 집단의 자료가 혼합되어 있는 경우 실제로 상관계수가 0.845로 매우 높은 양의 상관을 보이지만 두 집단 각각의 상관계수는 0에 가까워 두 집단 내에서의 두 변수는 상관관계가 없는 경우가 발생한다. 때로는 서로 다르게 측정한 자료가 잘못 혼합된 경우에도 이와 같은 현상이 발생하므로 반드시 산점도를 살피고 이상 유무를 확인하여야 한다. 그러므로 상관계수는 산점도와 함께 탐색적으로 사용되어야 한다.

그리고 두 변수 간의 원인과 결과의 관계를 생각하지 않고 단순히 상관계수를 구하는 것은 잘못된 결과를 가져오기도 한다. 예를 들어, 어느 지역의 매년 자료를 조사하였더니 범죄율은 계속 높아가고, 껌의 판매량은 줄어들었다면 이 둘은 음의 상관을 보인다고 여겨 범죄율을 낮추기 위해서 껌을 씹도록 권장하게 하는 정책을 수립하는 것이 그럴듯하게 보인다. 반대로 술의 소비량과 성직자들의 수입 간에 상관계수 값이 1에 가깝다고 하여 둘 사이에 높은 상관관계가 있다고 할 수는 없다. 이들 두 변수는 다른 원인에 의하여 나타난 결과들로 두 변수 사이에 실제로는 관계가 그다지 없는 허위상관(spurious correlation)이 발생한 것이다.

5.2 회귀분석

이 절에서는 5.1절에서 살펴본 두 변수 사이의 선형관계를 함수식에 의한 모형으로 나타내는 통계적 방법인 회귀분석을 생각해 보기로 하자.

회귀분석(regression analysis)은 변수들 간의 관계를 나타내는 함수식을 찾아내고 이를 이용하여 예측 및 추론을 하기 위한 분야이다. 회귀(regression)란 말은 영국의 수학자이며 생물학자인 프란시스 갤턴(Francis Galton : 1822 ~ 1911)이 키가 매우 큰 부모의 아들은 평균보다는 큰 값을 가지지만 아버지의 키보다는 작은 경향이 있다고 결론 내렸다. 이 결과는 <Regression Toward Mediocrity in Hereditary Stature>라는 제목으로 1885년에 발표되었다. 오늘날 회귀란 단어는 변수들 사이의 관계를 나타내는 뜻으로 사용된다.

회귀분석의 목적은 안면비대칭을 측정한 변수 HMD와 CNL의 사이의 관계식을 알아보는 것이다. 이때 CNL은 HMD에 영향을 주게 되므로 설명변수(explanatory variable) 또는 독립변수(independent variable)가 되고 HMD는 영향을 받는 반응변수(response variable) 또는 종속변수(dependent variable)가 된다. 일반적으로 설명변수는 x로 나타내고 반응변수는 y로 나타낸다.

회귀분석에는 반응변수가 하나이고 설명변수가 하나인 단순회귀분석(simple regression analysis)과 설명변수가 여러 개인 다중회귀분석(multiple regression analysis)이 있다. 물론 반응변수가 여러 개인 다변량 회귀분석(multivariate regression analysis)도 있다. 이 절에서는 각각 하나의 설명변수와 반응변수가 선형적인 관계를 가지는 단순회귀만을 다루기로 한다.

회귀분석의 첫 단계는 [그림 5.1.1]과 같이 반응변수와 설명변수에 대한 산점도를 그려보는 것이다. 산점도를 통해 두 변수 사이의 관계식의 형태를 대략 짐작할 수 있다. 뿐만 아니라 상관계수로 두 변수 사이의 관계가 얼마나 직선에 가까운지를 알아볼 수 있다. 이는 5.1절에서 설명한 바 있다. 두 변수 x와 y의 직선인 선형관계를 나타내는 모형식은 기울기(slope) b_1과 y축에 대한 절편(intercept) b_0로 표현된다. 여기에 오차항(error term) ε이 모형식에 추가되어 다음과 같은 모형식을 세울 수 있다.

$$y = b_0 + b_1 x + \varepsilon \qquad (5.2.1)$$

여기서 x는 설명변수, y를 반응변수라 하며 오차항 ε은 평균이 0이고 분산이 σ^2인 정규분포 $N(0, \sigma^2)$를 따르는 확률변수이다. 특히, 식 (5.2.1)의 모형식을 단순회귀모형(simple regression model)이라고 부른다. 단순회귀모형의 기울기 b_1과 절편 b_0는 n개의 자료쌍을 통하여 최소제곱법(method of least square)에 의해서 추정한다. 최소제곱법은 5.3절에서 자세히 설명하도록 한다.

단순회귀모형(simple regression model)
$y = b_0 + b_1 x + \varepsilon$ y : 반응변수(종속변수) x : 설명변수(독립변수) ε : 오차항으로 평균이 0이고 분산이 σ^2인 정규분포를 따르는 확률변수

두 변수 X와 Y에 의한 n개의 측정된 자료쌍 $(x_1, y_1), (x_2, y_2), \ldots, (x_n, y_n)$으로부터 최소제곱법에 의해서 구해진 식 (5.2.1)의 절편과 기울기 b_0와 b_1의 최소제곱추정량은 다음과 같다.

$$\hat{b_1} = \frac{S_{xy}}{S_{xx}} = \frac{\sum_{i=1}^{n}(x_i - \bar{x})(y_i - \bar{y})}{\sum_{i=1}^{n}(x_i - \bar{x})^2} \tag{5.2.2}$$

$$\hat{b_0} = \bar{y} - \hat{b_1}\,\bar{x}. \tag{5.2.3}$$

실제로 식 (5.2.2)와 식 (5.2.3)의 추정량의 계산은 상관계수를 구하는 식 (5.1.1) ~ 식 (5.1.4)로부터 쉽게 이루어진다. 따라서 식 (5.2.2)와 식 (5.2.3)의 최소제곱추정량에 의해서 식 (5.2.1)의 단순회귀모형의 추정 모형식은

$$\hat{y} = \hat{b_0} + \hat{b_1}\, x \tag{5.2.4}$$

이 되며 이를 적합된 회귀식(fitted regression equation)이라 한다.

[그림 5.2.1]은 [보기 5.1.1]의 안면비대칭 환자의 비대칭을 측정한 HMD와 CNL의 사이의 산점도와 적합된 회귀식을 보여 주고 있다. 실제 적합된 회귀식의 $\hat{b_0}$과 $\hat{b_1}$의 계산은 [보기 5.2.1]에 주어져 있다.

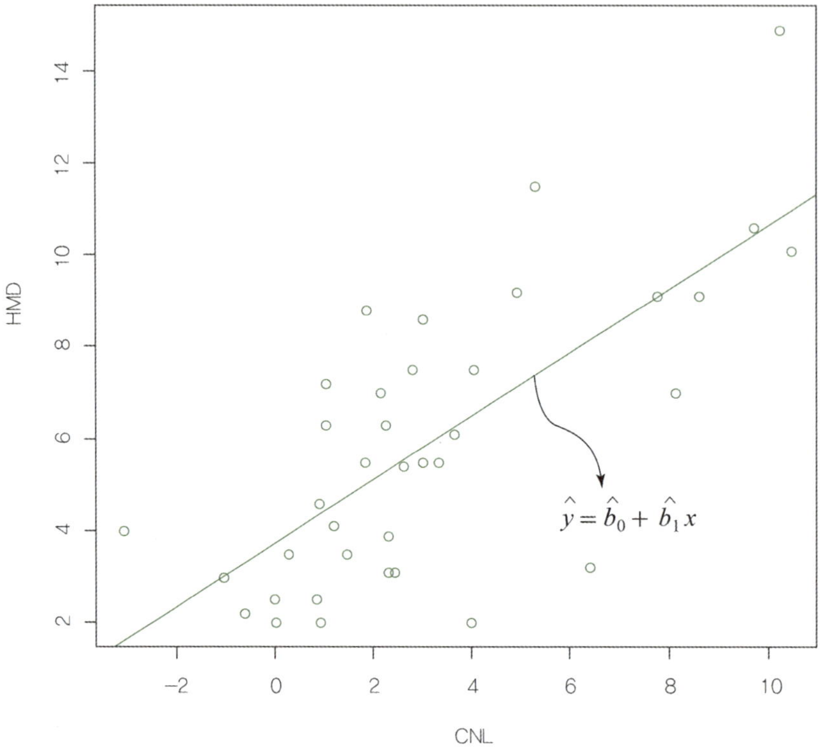

[그림 5.2.1] 산점도와 적합된 회귀식

보기 5.2.1 **[보기 5.1.1]의 안면 비대칭 환자 비대칭 측정 변수 간의 회귀식**

[보기 5.1.1]의 $X=$ CNL와 $Y=$ HMD에서 CNL이 HMD에 미치는 영향을 알아보고자 한다. [그림 5.2.1]의 산점도를 참고하여 단순회귀모형의 적합된 회귀식을 구하라.

[1] [그림 5.2.1]의 산점도를 보면 두 변수의 관계가 직선 형태에 가까우므로 단순회귀모형 $y = b_0 + b_1 x + \varepsilon$을 선택한다.

[2] [보기 5.1.1]의 상관계수를 구하는 계산과정으로부터 기울기와 절편의 추정치를 구하면

$$\hat{b_1} = \frac{S_{xy}}{S_{xx}} = \frac{261.6438}{378.014} = 0.6922,$$

$$\hat{b_0} = \bar{y} - \hat{b_1}\,\bar{x} = \frac{217.900}{37} - 0.6921 \times \frac{115.700}{37} = 3.7248$$

[3] 적합된 회귀식 :

$$\hat{y} = \hat{b_0} + \hat{b_1} x = 3.7248 + 0.6922x$$

[4] CNL이 0.92인 두 번째 환자의 HMD의 추정치 :

$$\hat{y} = 3.7248 + 0.6922 \times 0.92 = 4.3616$$

참고로 실제 두 번째 환자의 HMD는 2.0으로 다소 차이가 남을 볼 수 있다.

[보기 5.2.1]의 산점도를 그리거나 상관계수, 적합된 회귀식을 구하는 계산과정을 위한 R－코드(안면비대칭환자－회귀계수계산－회귀분석.R)는 5.5절에 마련해 두었으니 참고하기 바란다.

5.3 최소제곱법과 잔차

단순회귀모형 $y = b_0 + b_1 x + \varepsilon$에서 절편 b_0와 기울기 b_1은 미지의 모수로 n개 자료쌍 $(x_1, y_1), (x_2, y_2), \cdots, (x_n, y_n)$을 이용하여 이들을 최소제곱법에 의해 추정되며 계산은 5.2절에서 언급한 바 있다. 임의의 직선 $y = b_0 + b_1 x$가 [그림 5.3.1]에서처럼 산점도에 그려진다고 가정하자. 설명변수 x_i에서 관측된 값 y_i와 이 직선에 의해 예측되는 값 $b_0 + b_1 x_i$의 차이를 오차 $y_i - b_0 - b_1 x_i = \varepsilon_i$라 한다. 따라서 전체 자료쌍에 대하여 총체적인 차이를 나타내는 측도로 다음을 생각할 수 있다.

$$S = \sum_{i=1}^{n} \varepsilon_i^2 = \sum_{i=1}^{n} (y_i - b_0 - b_1 x_i)^2 \qquad (5.3.1)$$

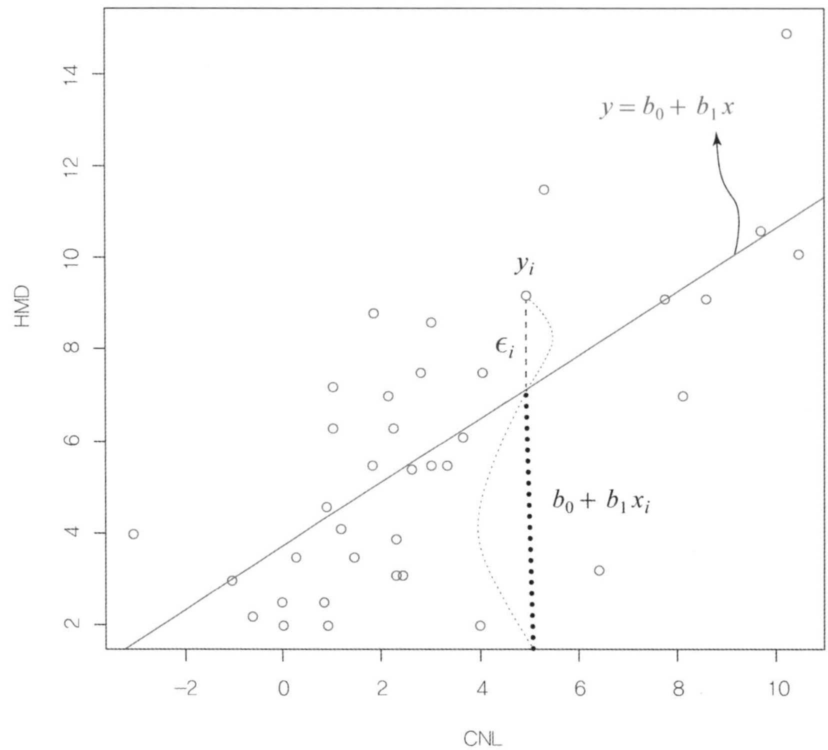

[그림 5.3.1] **관측치** y_i**와** $b_0 + b_1 x_i$**의 차이** ε_i

식 (5.3.1)에서 S의 크기를 최소화시키는 두 모수인 b_0와 b_1은 S를 수학적으로 편미분하여 최소화시키는 $\widehat{b_0}$와 $\widehat{b_1}$을 결정한다. 이들 각각은 모수 b_0와 b_1의 최소제곱추정량(least squares estimator)이며 실제로 식 (5.2.2)와 식 (5.2.3)에 주어져 있다. 이들에 의한 단순회귀 방정식의 추정식인 적합된 회귀식은 식 (5.2.4)의 $\hat{y} = \widehat{b_0} + \widehat{b_1} x$로 주어진다. [보기 5.2.1]에서 이미 적합된 회귀식을 구하는 계산의 예를 살펴보았다.

적합된 회귀식의 관측치 $\widehat{y_i} = \widehat{b_0} + \widehat{b_1} x_i$와 관측치 y_i의 편차를 잔차(residual)라 부르고 $e_i = y_i - \widehat{y_i} = y_i - \widehat{b_0} - \widehat{b_1} x_i$로 나타내자. 잔차의 성질은 양수일 수도 있고, 음수일 수도 있는데 그 합은 언제나 0이다.

잔차제곱합(residual sum of squares) $\sum e_i^2$은 5.3절에서 정의한 단순회귀모형의 오차항 ε의 분포 $N(0, \sigma^2)$에서 모르는 분산 σ^2의 추정치를 제공한다. 잔차제곱합은 오차에 기인한 제곱합이라 하여 오차제곱합(sum of squares due to error)이라고도 부르며 다음과 같다.

$$SSE = \sum_{i=1}^{n} e_i^2 = \sum_{i=1}^{n} (y_i - \hat{y}_i)^2 \tag{5.3.2}$$

다음으로 식 (5.3.2)로부터 σ^2의 추정량인 $\hat{\sigma}^2$을 평균제곱오차(mean squared error) MSE라 하며 다음과 같이 정의된다.

$$\hat{\sigma}^2 = \frac{SSE}{n-2} = MSE \tag{5.3.3}$$

참고로 식 (5.3.2)의 잔차제곱합 SSE의 편리한 계산공식은 식 (5.1.1)의 상관계수를 구할 때 이용한 통계량 S_{xx}, S_{yy}, S_{xy}에 의해 다음과 같이 요약된다.

$$SSE = S_{yy} - \frac{S_{xy}^2}{S_{xx}}. \tag{5.3.4}$$

[보기 5.3.1]과 [보기 5.3.2]에서 적합된 회귀식을 이용하여 잔차를 구하고 잔차의 제곱합을 이용하여 잔차의 분산을 추정해 보는 과정을 살펴보자.

보기 5.3.1 [보기 5.2.1]의 안면 비대칭 환자의 비대칭 변수의 회귀분석

[보기 5.2.1]에서 얻어진 단순회귀모형의 적합된 회귀식 $\hat{y} = 3.7248 + 0.6922x$과 잔차제곱합, 잔차의 분산을 추정하여 보자

[1] 통계량인 S_{xx}, S_{yy}, 그리고 S_{xy}를 계산한다.

[보기 5.1.2] : $S_{xx} = 378.014$, $S_{yy} = 347.3557$, $S_{xy} = 261.6438$

[2] 다음의 표로부터 잔차와 잔차제곱합을 계산한다.

환자	x_i	y_i	$\hat{y_i}$	$e_i = y_i - \hat{y_i}$
1	-0.01	2.0	3.718	-1.718
2	0.92	2.0	4.362	-2.362
3	3.98	2.0	6.480	-4.480
4	-0.62	2.2	3.296	-1.096
5	0.85	2.5	4.313	-1.813
6	-0.03	2.5	3.704	-1.204
7	-1.04	3.0	3.005	-0.005
8	2.42	3.1	5.400	-2.300
9	2.31	3.1	5.324	-2.224
10	6.39	3.2	8.148	-4.948
⋮	⋮	⋮	⋮	⋮
35	9.68	10.6	10.425	0.175
36	5.27	11.5	7.372	4.128
37	10.21	14.9	10.792	4.108

- 잔차 : $e_i = y_i - \hat{y_i} = y_i + 3.7248 - 0.6922x_i$
- 잔차제곱합 : $\sum e_i^2 = (-1.718)^2 + (-2.362)^2 + \cdots + (4.108)^2 = 166.258$

$$SSE = S_{yy} - \frac{S_{xy}^2}{S_{xx}} = 347.3557 - \frac{(261.6438)^2}{378.014} = 166.258$$

[3] 잔차의 분산 σ^2 추정은 다음의 평균제곱오차이다.

$$MSE = \frac{SSE}{n-2} = \frac{166.258}{35} = 4.750$$

보기 5.3.2 최용석(2014)의 [보기 10.4] 약의 복용량과 지속 효과

새로운 약품을 개발하는 단계에서 약의 지속효과에 영향을 주는 약의 복용량이 어떻게 다른지 알고 싶다. 10명의 환자를 대상으로 실험한 약의 복용량(x)과 약의 지속효과 기간(y)에 대한 자료가 다음과 같이 주어져 있다. 단순회귀모형을 가정하고 최소제곱법을 적용한 적합된 회귀식과 잔차제곱합, 잔차의 분산을 추정하여 보자.

환 자	1	2	3	4	5	6	7	8	9	10
약의 복용량 x	3	3	4	5	6	6	7	8	8	9
약의 지속효과 y	9	5	12	9	14	16	22	18	24	22

[1] 약의 복용량(x)과 약의 지속효과 기간(y)에 대한 다음의 산점도에 따르면 약의 지속효과 기간 y가 약의 복용량 x에 따라 대체로 증가하는 것으로 보여 단순회귀모형 $y = b_0 + b_1 x + \varepsilon$을 가정할 수 있다.

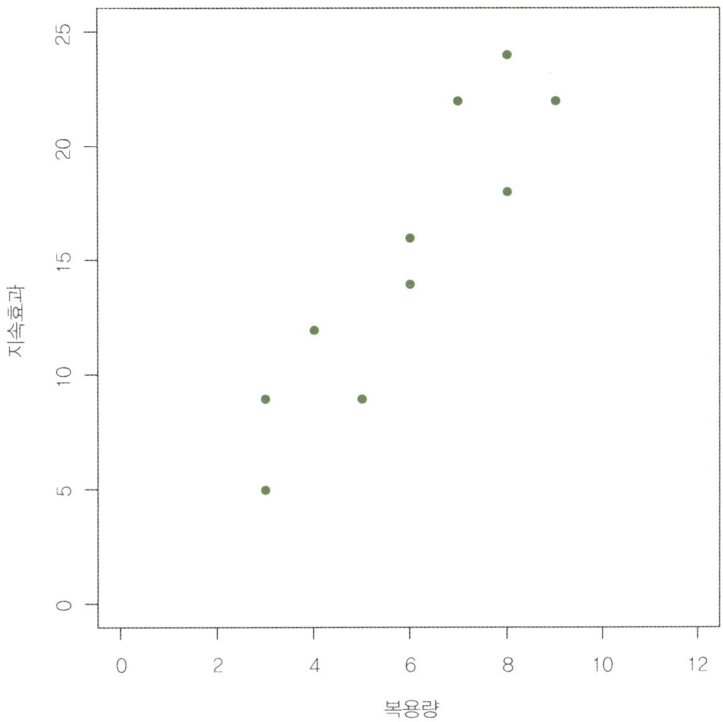

[2] 다음의 표에 따라 적합된 회귀식을 계산할 수 있다.

환자	x_i	y_i	x_i^2	y_i^2	x_iy_i	$\hat{y_i}$	$e_i = y_i - \hat{y_i}$
1	3	9	9	81	27	7.15	1.85
2	3	5	9	25	15	7.15	-2.15
3	4	12	16	144	48	9.89	2.11
4	5	9	25	81	45	12.63	-3.63
5	6	14	36	196	84	15.37	-1.37
6	6	16	36	256	96	15.37	0.63
7	7	22	49	484	154	18.11	3.89
8	8	18	64	324	144	20.85	-2.85
9	8	24	64	576	192	20.85	3.15
10	9	22	81	484	198	23.59	-1.59
합계	59	151	389	2651	1003		0.04

- 통계량 : S_{xx}, S_{yy}, S_{xy}를 계산한다.

$$S_{xx} = \sum_{i=1}^{n} x_i^2 - \left(\sum_{i=1}^{n} x_i\right)^2 / n = \sum_{i=1}^{n} x_i^2 - n\overline{x}^2 = 389 - (5.9)^2/2 = 40.9$$

$$S_{yy} = \sum_{i=1}^{n} y_i^2 - \left(\sum_{i=1}^{n} y_i\right)^2 / n = 2651 - (151)^2/10 = 370.9$$

$$S_{xy} = \sum_{i=1}^{n} x_i y_i - \left(\sum_{i=1}^{n} x_i \sum_{i=1}^{n} y_i\right) / n = 1003 - (59 \times 151)/10 = 112.1$$

[3] b_0와 b_1의 최소제곱추정량과 적합된 회귀식을 구한다.

$$\widehat{b_1} = \frac{S_{xy}}{S_{xx}} = \frac{112.1}{40.9} = 2.74,$$

$$\widehat{b_0} = \overline{y} - \widehat{b_1}\,\overline{x} = 15.1 - 2.74 \times 5.9 = -1.07,$$

$$\hat{y} = \widehat{b_0} + \widehat{b_1} x = -1.07 + 2.74x$$

적합된 회귀식으로부터 약의 복용량 x의 값에 따른 추정된 약의 지속효과 시간 $\hat{y}$의 값이 절차 [2]의 표에 계산되어 있다.

[4] 잔차와 잔차제곱합을 계산한다.

- 잔차 : $e_i = y_i - \hat{y_i} = y_i + 1.07 - 2.74x_i$는 절차 [2]의 표 마지막 열에 계산
- 잔차제곱합 : $\sum e_i^2 = (1.85)^2 + (-2.15)^2 + (2.11)^2 + \cdots + (-1.59)^2 = 63.653.$

$$SSE = S_{yy} - \frac{S_{xy}^2}{S_{xx}} = 370.9 - \frac{(112.1)^2}{40.9} = 63.6528$$

[5] 잔차의 분산 σ^2 추정은 다음의 평균제곱오차이다.

$$MSE = \frac{SSE}{n-2} = \frac{63.6528}{8} = 7.96$$

5.4 적합된 회귀식의 유의성

5.3절에서 최소제곱법에 의해 구한 적합된 회귀선 $\hat{y} = \hat{b_0} + \hat{b_1}x$이 반응변수 y와 설명변수 x의 선형적 관계를 잘 드러내고 있는 지는 반응변수가 적합된 회귀선에 의해 얼마나 많은 변동이 설명되는지를 살펴보면 된다. 특히 반응변수의 관측치 y_i와 적합된 회귀선 관측치 $\hat{y_i}$는 다음과 같이 두 구성 요소로 이루어진다.

$$y_i - \overline{y} \quad = \quad \hat{y_i} - \overline{y} \; + \; y_i - \hat{y_i}$$

모든 자료쌍들이 정확하게 적합된 회귀선 위에 놓이는 이상적인 상황이라면 잔차 $y_i - \hat{y_i}$는 모두 0이다. 이는 y가 완전하게 x에 선형종속 되는 것이며 따라서 식 (5.3.4)에서 정의한 잔차제곱합

$$SSE = \sum_{i=1}^{n} \left(y_i - \hat{y_i}\right)^2 = S_{yy} - \frac{S_{xy}^2}{S_{xx}} \tag{5.4.1}$$

는 선형성으로부터의 불일치의 전체 척도로 생각할 수 있다. y의 총변동은 총제곱합(total sum of squares)

$$SST = \sum_{i=1}^{n} \left(y_i - \overline{y}\right)^2 = S_{yy}$$

에 반영된다. 따라서 SST와 SSE의 차이는

$$SST - SSE = S_{yy} - \left(S_{yy} - \frac{S_{xy}^2}{S_{xx}}\right) = \frac{S_{xy}^2}{S_{xx}}$$

으로 주어지며 이는 총변동 중 회귀식에 의해서 설명된 변동으로 회귀제곱합(sum of squares due to regression)이라 하며 SSR로 표기한다. 따라서 y의 총변동 SST는 다음과 같이 분해된다.

$$\underset{\text{총제곱합}}{SST} = \underset{\text{회귀제곱합}}{SSR} + \underset{\text{잔차제곱합}}{SSE} \tag{5.4.2}$$

$$\Leftrightarrow \sum_{i=1}^{n}(y_i - \bar{y})^2 = \sum_{i=1}^{n}(\hat{y_i} - \bar{y})^2 + \sum_{i=1}^{n}(y_i - \hat{y_i})^2$$

식 (5.4.2)의 분해를 보면 앞서 언급했지만 모든 자료쌍들이 추정된 회귀식 위에 놓인 이상적인 상황에서는 SSE는 0이다. 따라서 총변동인 SST 중에서 SSE가 차지하는 변동이 작거나 반대로 SSR이 차지하는 변동이 크면 적합된 회귀식의 유의성은 높다고 할 수 있다. 그러므로 적합된 회귀식의 유의성은 총변동인 SST 중에서 회귀식에 의해서 설명되는 변동 SSR이 차지하는 비

$$R^2 = \frac{SSR}{SST} = \frac{S_{xy}^2 / S_{xx}}{S_{yy}} = \frac{S_{xy}^2}{S_{xx} S_{yy}} \tag{5.4.3}$$

에 의해서 측정할 수 있으며 이를 결정계수(coefficient of determination)라 한다. 그리고 식 (5.4.3)의 결정계수는 식 (5.1.1)에서 정의한 상관계수의 제곱 r^2과 일치함을 알 수 있다. 실제 상관계수 값의 범위가 $-1 \leqq r \leqq 1$이므로 결정계수의 값은 항상 0과 1 사이에 있게 된다. 결정계수의 값이 1에 가까울수록 자료쌍들이 적합된 회귀식 주위에 밀집해 있음을 의미하며 회귀식이 잘 추정되었고 유의하다고 할 수 있다.

결정계수 R^2와 상관계수 r의 관계
$R^2 = \frac{SSR}{SST} = \frac{S_{xy}^2}{S_{xx} S_{yy}} = r^2 \ , \ 0 \le R^2 \le 1$

결정계수 외에 적합된 회귀식의 유의성을 통계적으로 검정해 보는 분산분석(ANOVA : analysis of variance)표를 생각할 수 있다.

[표 5.4.1] **단순회귀모형의 유의성 검정을 위한 분산분석표**

요인 (Source)	자유도 (df)	제곱합 (SS)	평균제곱 (MS)	F 값 (F value)	p−값
모형 (Model)	1	SSR	$MSR = SSR$	$F = MSR/MSE$	$P[F \geq f]$
잔차 (Error)	$n-2$	SSE	$MSE = SSE/(n-2)$		
전체 (Total)	$n-1$	SST			

[표 5.4.1]의 분산분석표에서 $F = MSR/MSE$는 적합된 회귀선에 의해서 설명되는 부분 SSR과 잔차에 의해서 설명되는 부분 SSE와 비교하는 값이다. 이 값이 크면 적합된 회귀선이 유의함을 나타내며 통계적으로 다음의 귀무가설을 검정하면 된다.

$$H_0 : b_1 = 0$$

이 검정은 단순회귀모형 $y = b_0 + b_1 x + \varepsilon$에서 기울기 b_1이 0인지 아닌지를 알아보는 것이며 만약에 $b_1 = 0$라면 설명변수 x는 반응변수 y를 설명하는 데 의미가 없게 된다.

일반적으로 단순회귀모형에서는 기울기에 대한 귀무가설 $H_0 : b_1 = 0$에 대한 $t-$검정을 위한 검정통계량은 자유도 $df = n-2$인 $t-$분포를 따르는

$$T = \frac{\hat{b_1} - b_1}{\sqrt{MSE/S_{xx}}} \tag{5.4.4}$$

이다. $H_0 : b_1 = 0$에서 식 (5.4.4)의 검정통계량의 제곱은 식 (5.2.2)로부터 $\hat{b_1}^2 = S_{xy}^2 / S_{xx}^2$ 이므로

$$T^2 = \frac{\hat{b_1}^2}{MSE/S_{xx}} = \frac{SSR}{MSE} = \frac{MSR}{MSE} = F \tag{5.4.5}$$

이 된다. 따라서 이는 모형의 유의성을 검정하는 $F-$검정의 검정통계량 F와 수리적으로 일치한다.

실제 [표 5.4.1]의 분산분석표에서 $F = MSR/MSE$의 관측값 f가 유의수준 α에서 기각치 $F_\alpha(1, n-2)$에 의한 다음의 기각역을 만족하면 귀무가설 $H_0 : \beta_1 = 0$를 기각하

게 된다.

$$f > F_{\alpha}(1, n-2)$$

이는 가정된 단순회귀모형이 적합하고 따라서 적합된 회귀식이 유의함을 나타낸다. 5.6절의 R－코드에는 summary(lsm)과 anova( ) 함수로부터 검정통계량의 관측값의 유의확률인 $p-$값$=P[F \geq f]$이 제공되어 이 값이 유의수준 α보다 작아도 앞의 결론을 얻게 된다. 일반적으로 모든 검정에서 주어진 유의수준에서 기각치를 찾아 검정통계량과 비교하는 것이 번잡한 작업일 수 있다. 2장~4장의 집단에서의 비교를 위한 검정에서와 같이 회귀모형의 유의성을 검정도 R을 포함한 대부분의 통계 프로그램에서 유의확률이 주어지므로 이를 이용하기로 하자.

유의수준 α에서 단순회귀모형의 유의성 검정

$y = b_0 + b_1 x + \epsilon$에서 $H_0 : b_1 = 0$의 검정 :

$p-$값 $= P[F \geq f] < \alpha$

⇒ 귀무가설을 기각하여 단순회귀모형이 적합함을 나타낸다.

여기서, f는 $F = MSR/MSE$의 관측값이다.

보기 5.4.1 [보기 5.3.1] 안면 비대칭 환자 자료

[보기 5.2.1]에서 안면 비대칭 환자의 단순회귀모형의 적합된 회귀식 $\hat{y} = 3.7248 + 0.6922x$의 적합성을 검토하기 위한 결정계수를 구하고 유의성 검정을 위한 분산분석표를 구하고 해석하라.

[1] 제곱합 $S_{xx} = 378.014$, $S_{yy} = 347.3557$, $S_{xy} = 261.6438$으로부터 상관계수 :

$$r = \frac{S_{xy}}{\sqrt{S_{xx}}\sqrt{S_{yy}}} = \frac{261.6438}{\sqrt{378.014}\sqrt{347.3557}} = 0.722$$

[2] 결정계수 R^2는 상관계수의 제곱인 $r^2 = 0.722^2 = 0.5214$이다. 이는 32명 환자의 HMD가 갖는 총변동의 52.14%를 CNL를 고려한 단순회귀모형으로 설명할 수 있음을 나타낸다.

[3] 결정계수 계산으로 부터 총제곱합, 회귀제곱합, 오차제곱합 :

$$SST = S_{yy} = 347.3557,\ SSR = \frac{S_{xy}^2}{S_{xx}} = \frac{(261.6438)^2}{378.014} = 181.0977$$

$$SSE = SST - SSR = 347.3557 - 181.0977 = 166.258$$

[4] 단순회귀모형의 타당성 검정을 위한 분산분석표

요인 (Source)	자유도 (df)	제곱합 (SS)	평균제곱 (MS)	F 값 (F value)	p−값
모형 (Model)	1	181.10	181.10	38.12	〈 0,0001
잔차 (Error)	8	166.26	4.75		
전체 (Total)	9	347.36			

[5] 분산분석표의 유의확률이 0.0001보다 작으므로 이는 유의수준 0.05보다 훨씬 작아 귀무가설 $H_0 : b_1 = 0$를 기각하게 된다. 따라서 적합된 회귀직선은 통계적으로 유의하다.

보기 5.4.2 약의 복용량과 지속 효과

[보기 5.3.2]의 10명의 환자에 대한 약의 복용량(x)과 지속효과(y)에 대한 자료의 적합된 회귀식 $\hat{y} = -1.07 + 2.74x$의 적합성을 보기 위한 결정계수를 계산하고 유의성 검정을 위한 분산분석표를 작성하고 해석하라.

[1] 제곱합 $S_{xx} = 40.9,\ S_{yy} = 370.9,\ S_{xy} = 112.1$으로부터 상관계수 :

$$r = \frac{S_{xy}}{\sqrt{S_{xx}}\sqrt{S_{yy}}} = \frac{112.1}{\sqrt{40.9}\sqrt{370.9}} = 0.91$$

[2] 결정계수 : $R^2 = r^2 = 0.91^2 = 0.83$
이는 10명의 약의 지속효과 기간 y가 갖는 총변동에서 83%를 약의 복용량 x를 사용한 단순회귀모형으로 설명할 수 있음을 나타낸다.

[3] 결정계수 계산으로 부터 총제곱합, 회귀제곱합, 오차제곱합 :

$$SST = S_{yy} = 370.90,\ SSR = \frac{S_{xy}^2}{S_{xx}} = \frac{(112.1)^2}{40.9} = 307.25$$

$$SSE = 370.90 - 307.25 = 63.65$$

[4] 단순회귀모형의 유의성 검정을 위한 분산분석표

요인 (Source)	자유도 (df)	제곱합 (SS)	평균제곱 (MS)	F 값 (F value)	p − 값
모형 (Model)	1	307.25	307.25	38.62	0.0002555
잔차 (Error)	8	63.65	7.96		
전체 (Total)	9	970.90			

[5] 분산분석표의 유의확률이 0.0002555로 유의수준 0.05보다 매우 작아 귀무가설 $H_0 : b_1 = 0$를 기각하게 된다. 따라서 적합된 회귀직선은 통계적으로 유의하다.

5.5 R - 코드 실습

R에서 상관분석을 위해서는 함수 cor()를 활용하면 된다. 회귀분석에서는 모형의 적합을 위해서 함수 lm()을 활용하며 그 결과는 함수 summary()에 의해서 얻을 수 있다. 더군다나 회귀분석모형의 유의성을 검정하기 위한 분산분석표를 얻기 위해 anova() 함수를 활용해야 한다.

[실습 5.5.1] [R－코드 5.5.1](안면비대칭환자－산점도－상관계수.R)은 안면 비대칭 환자의 비대칭 측정변수 HMD(hard tissue mention deviation)과 CNL(condylar neck length)의 [보기 5.1.1]의 산점도와 상관계수를 제공하는 R－코드이다. 산점도는 plot() 함수를 상관계수는 cor() 함수를 사용한다. 그 수행 결과는 [결과 5.5.1]에 주어져 있다.

함수 cor() 대신에 실제 상관계수를 구하는 공식에 의해서 계산 과정이 궁금한 독자는 [보기 5.1.2]을 위한 (안면비대칭환자－상관계수계산.R)을 활용할 수도 있다.

[R-코드 5.5.1] **[보기 5.1.1] 안면 비대칭 환자 CNL과 HMD의 산점도와 상관계수**

```
##[보기 5.1.1] 안면비대칭 환자 CNL과 HMD의 산점도와 상관계수
setwd("E:/R_기초통계학/R-codes")
## HMD(hard tissue mention deviation)
## CNL(condylar neck length)

data <- read.table("hmd.txt", header=T)
y<-data[, 1]
x<-data[, 2]

## 산점도와 상관계수
plot(x, y, xlab="CNL", ylab="HMD")
cor(x, y)
```

[결과 5.5.1] **[R-코드 5.5.1]의 수행 결과 산점도와 상관계수**

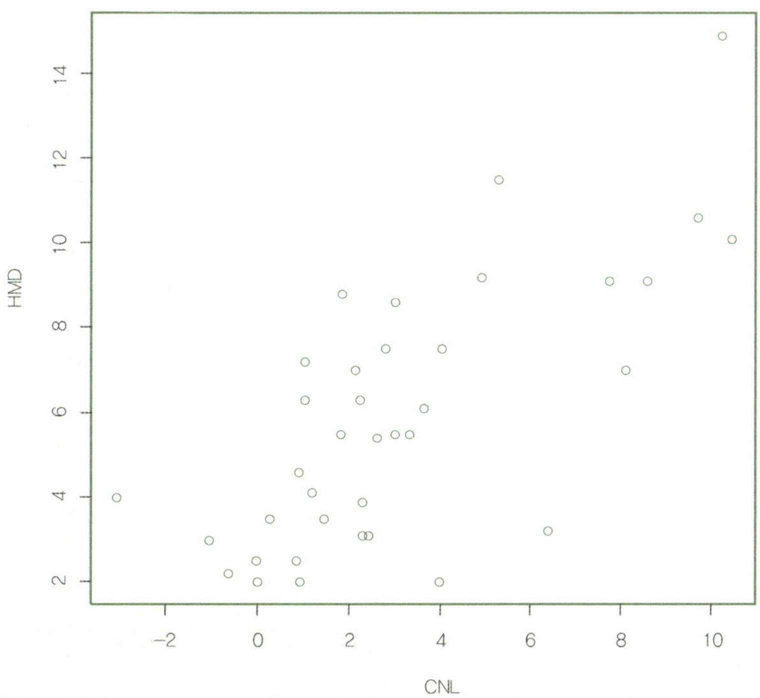

0.7220534

[실습 5.5.2] [R-코드 5.5.2](안면 비대칭 환자-회귀계수계산-회귀분석.R)는 [보기 5.2.1], [보기 5.3.1], [보기 5.4.1]의 결과를 제공한다. 여기서는 특히, HMD와 CNL의 적

합된 회귀식을 위한 b_0와 b_1의 최소제곱추정량을 위한 lm() 함수와 적합된 회귀선을 원래 산점도에 같이 나타내기 위해 abline() 함수 그리고 적합된 회귀식의 결과를 제공하는 summary()에 의한 [결과 5.5.2]를 제공한다.

[R-코드 5.5.2] **[보기 5.2.1] 안면 비대칭 환자의 비대칭 측정 변수간의 회귀식**

```
##[보기 5.2.1] 안면 비대칭 환자의 비대칭 측정 변수간의 회귀계수계산 및 회귀분석
setwd("E:/R_기초통계학/R-codes")
## HMD(hard tissue mention deviation)
## CNL(condylar neck length)

data <- read.table("hmd.txt", header=T)
y<-data[, 1] # HMD(hard tissue mention deviation)
x<-data[, 2] # CNL(condylar neck length)

## 상관계수의 계산
x2=x^2; y2=y^2; xy=x*y
X=cbind(x, y, x2, y2, xy)
sum=apply(X, 2, sum)
X
# Sxy Sxx Syy
n=length(x)
Sxx=(n-1)*var(x)
Syy=(n-1)*var(y)
Sxy=sum(xy)-sum(x)*sum(y)/n
r=Sxy/sqrt(Sxx*Syy) # 상관계수
sum;Sxx;Syy;Sxy;r

# 회귀계수 추정 : b0 b1
b1=Sxy/Sxx; b1
b0=sum(y)/n - b1*sum(x)/n; b0

# 회귀분석: 적합된 회귀식과 분산분석표
lsm<-lm(y~x)
plot(x, y, xlab="CNL", ylab="HMD", col="blue")
abline(coef(lsm), col="red")
summary(lsm)
```

[결과 5.5.2] [R-코드 5.5.2]의 수행 결과

1) 제곱합과 상관계수

```
> sum;Sxx;Syy;Sxy;r
       x        y      x2       y2      xy
 115.700  217.900 739.811 1630.610 943.023
[1] 378.014
[1] 347.3557
[1] 261.6438
[1] 0.7220534
```

2) 회귀계수 추정

```
> b1=Sxy/Sxx; b1
[1] 0.6921538
> b0=sum(y)/n - b1*sum(x)/n; b0
[1] 3.724806
```

3) 산점도

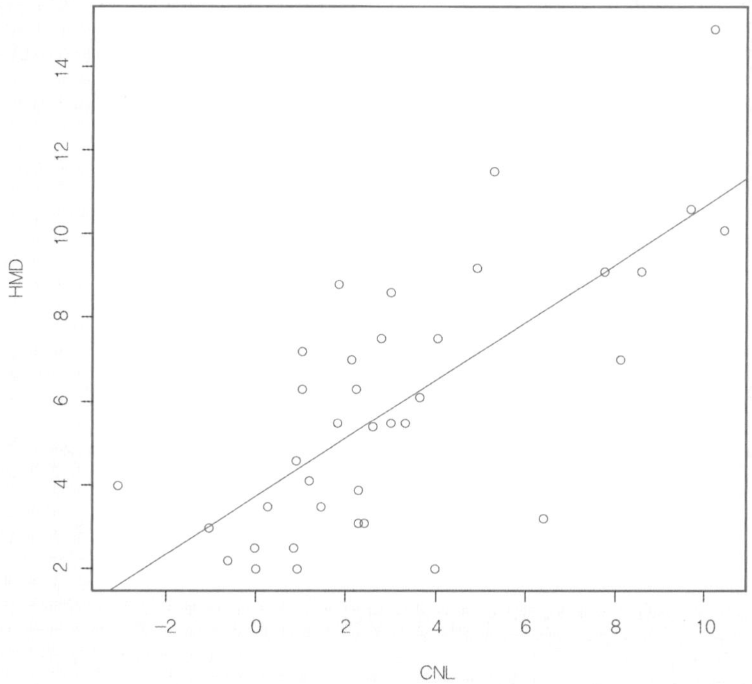

4) 적합된 회귀식

```
Call:
lm(formula = y ~ x)
```

```
Residuals:
    Min      1Q  Median      3Q     Max
-4.9477 -1.2284 -0.1512  1.7940  4.1275

Coefficients:
            Estimate Std. Error t value Pr(>|t|)
(Intercept)   3.7248     0.5013   7.431 1.07e-08 ***
x             0.6922     0.1121   6.174 4.55e-07 ***
---
Signif. codes:  0 '***' 0.001 '**' 0.01 '*' 0.05 '.' 0.1 ' ' 1

Residual standard error: 2.18 on 35 degrees of freedom
Multiple R-squared:  0.5214,	Adjusted R-squared:  0.5077
F-statistic: 38.12 on 1 and 35 DF,  p-value: 4.552e-07
```

[결과 5.5.2]의 1)과 2)에는 [보기 5.1.2]에서 계산의 과정을 보여준 세 가지 제곱합을 통해 상관계수 0.722와 회귀계수 추정 $\widehat{b_0} = 3.7248$와 $\widehat{b_1} = 0.6922$을 제공하고 있다. 이는 결과 4)에서 쉽게 얻어진다. 실제 3)의 산점도에는 적합된 회귀선이 나타나 있다.

결과 4) 적합된 회귀식에서는 [보기 5.3.1]과 [보기 5.4.1]의 결과를 같이 보여 주고 있다. 특히, Coefficients:에서는 (Intercept)와 x에서 각각 $\widehat{b_0} = 3.7248$와 $\widehat{b_1} = 0.6922$를 제공하며

$$\hat{y} = \widehat{b_0} + \widehat{b_1} x = 3.7248 + 0.6922 x$$

이 구하고자 하는 적합된 회귀식이다.

Residual standard error:에서 잔차의 분산 σ^2 추정량인 평균제곱오차

$$MSE = \frac{SSE}{n-2} = \frac{166.258}{35} = 4.750$$

의 $\sqrt{MSE} = \sqrt{4.750} = 2.18$를 얻을 수 있다.

Multiple R-squared:에서 0.5214는 적합된 회귀모형의 타당성을 나타내는 척도인 식 (5.4.3)의 결정계수 R^2를 나타낸다. 즉, 적합된 회귀식이 총변동의 52.14%를 설명한다고 보게 된다.

Coefficients:에서 귀무가설 $H_0 : b_1 = 0$에 대한 $t-$검정이 제공되는 데 식 (5.4.4)로부터 관측값은

$$t = \frac{\hat{b_1} - b_1}{\sqrt{MSE/S_{xx}}} = \frac{0.692}{\sqrt{4.750/378.014}} = 6.174$$

이다. 유의확률 $p-$값 $= 4.552 \times 10^{-7} < 0.001$에 의해서 귀무가설 $H_0 : b_1 = 0$을 기각하므로 단순회귀모형의 기울기는 유의함을 보여 준다. 이는 다음의 단순회귀모형의 적합성을 보여 주는 F－검정과 동일하다.

F-statistic : 38.12 on 1 and 35 DF, p－value : 4.552e－07는 모형의 적합성을 위한 귀무가설 $H_0 : b_1 = 0$를 검정하기 위한 검정통계량이 주어져 있다. 여기서 $p-$값 $= 4.552 \times 10^{-7} < 0.001$로 유의수준 5%보다 매우 작아 귀무가설을 기각하기에 충분하며 HMD와 CNL 간의 단순회귀모형이 적합함을 보여준다.

[실습 5.5.3] [R－코드 5.5.3](안면비대칭환자－결정계수－분산분석표.R)는 [보기 5.4.1]의 결과를 제공한다. HMD(y)와 CNL(x)의 회귀분석모형의 유의성을 검정하기 위한 분산분석표를 얻기 위해 anova() 함수를 활용하는 R－코드이다. 덧붙여 결정계수 R^2와 분산분석표의 구성 요소를 계산하는 이론적 과정도 호기심 많은 독자를 위해 <# Sxy Sxx Syy R^2>와 <# 분산분석표의 계산 : SST SSE SSR F P－value>에 각각 담아 두었다. 실제로 [R－코드 5.5.2]를 활용해도 회귀분석모형의 유의성을 검정에 필요한 결과 <F-statistic : 38.12 on 1 and 35 DF, p-value : 4.552e－07>에서 제공 받을 수 있음을 알 수 있다. [결과 5.5.3]의 분산분석표에 대한 해석은 [보기 5.4.1]과 [결과 5.5.2]를 참고하기 바란다.

[R－코드 5.5.3] **[보기 5.4.1] 안면 비대칭 환자의 비대칭 측정 변수간의 회귀모형의 유의성 검정을 위한 분산분석표**

```
##[보기 5.4.1] 안면비대칭 환자의 단순회귀분석 분산분산석표

setwd("E:/R_기초통계학/R-codes")
## HMD(hard tissue mention deviation)
## CNL(condylar neck length)
```

```
data <- read.table("hmd.txt", header=T)
y<-data[, 1] # HMD(hard tissue mention deviation)
x<-data[, 2] # CNL(condylar neck length)

# Sxy Sxx Syy R^2
n=length(x)
Sxx=(n-1)*var(x)
Syy=(n-1)*var(y)
Sxy=sum(x*y)-sum(x)*sum(y)/n
r=Sxy/sqrt(Sxx*Syy) # 상관계수
R2=r^2
Sxx;Syy;Sxy;r;R2

# 분산분석표의 계산 : SST SSE SSR F P-value
SST=Syy
SSR=Sxy^2/Sxx
SSE=SST-SSR
MSR=SSR/1
MSE=SSE/(n-2)
F=MSR/MSE
pvalue=pf(q=F, df1=1, df2=n-2, lower.tail=FALSE)
SSR;SSE;SST;MSR;MSE;F;pvalue
# 회귀분석: 분산분석표
lsm<-lm(y~x)
anova(lsm)
```

[결과 5.5.3] **[R-코드 5.5.3]의 수행 결과 : 분산분석표**

```
Analysis of Variance Table

Response: y
          Df Sum Sq Mean Sq F value    Pr(>F)
x          1 181.10  181.10  38.124 4.552e-07 ***
Residuals 35 166.26    4.75
---
Signif. codes:  0 '***' 0.001 '**' 0.01 '*' 0.05 '.' 0.
```

[실습 5.5.4] [R-코드 5.5.4](약복용과지속효과-회귀분석.R)는 [보기 5.3.2]에서 약의 복용량(x)와 지속효과(y)에 대한 적합된 회귀식을 계산하게 하는 lm() 함수와 [보기 5.4.2]에서 회귀분석모형의 유의성을 검정하기 위한 분산분석표를 제공하는 anova() 함수를 활용하는 R-코드이다. 실행 결과는 [결과 5.5.4]의 1) 회귀모형의 적합과 2) 분산

분석표에서 제공된다.

[R-코드 5.5.4] **[보기 5.3.2]과 [보기 5.4.2] 약의 복용량과 지속효과의 회귀분석**

```
## [보기 5.3.2][보기 5.4.2] 약의 복용량과 지속효과에 대한 회귀분석
x=c(3, 3, 4, 5, 6, 6, 7, 8, 8, 9)
y=c(9, 5, 12, 9, 14, 16, 22, 18, 24, 22)
plot(x, y, xlab="복용량", ylab="지속효과")
cor(x, y)
lsm=lm(y~x)
summary(lsm)
plot(x, y, col="red", xlab="복용량", ylab="지속효과")
abline(coef(lsm), col="blue")
anova(lsm)
```

[결과 5.5.4] **[R-코드 5.5.4]의 수행 결과 : 1) 회귀모형의 적합과 2) 분산분석표**

```
1) 회귀모형의 적합
Residuals:
    Min       1Q   Median      3Q     Max
-3.6333 -2.0128 -0.3741  2.0428  3.8851

Coefficients:
            Estimate Std. Error t value Pr(>|t|)
(Intercept)  -1.0709     2.7509  -0.389 0.707219
x             2.7408     0.4411   6.214 0.000255 ***
---
Signif. codes:  0 '***' 0.001 '**' 0.01 '*' 0.05 '.' 0.1 ' ' 1

Residual standard error: 2.821 on 8 degrees of freedom
Multiple R-squared:  0.8284,    Adjusted R-squared:  0.8069
F-statistic: 38.62 on 1 and 8 DF,  p-value: 0.0002555

2) 분산분석표
Analysis of Variance Table

Response: y
          Df  Sum Sq Mean Sq F value    Pr(>F)
x          1 307.247 307.247  38.615 0.0002555 ***
Residuals  8  63.653   7.957
---
Signif. codes:  0 '***' 0.001 '**' 0.01 '*' 0.05 '.' 0.1 '
```

5.6 논문에서의 활용

[논문 제목] Cervical Vertebral Body's Volume as a New Parameter for Predicting the Skeletal Maturation Stages

경추의 부피를 새로운 파라미터로 사용하여 골성숙 단계 예측

Research Article

Cervical Vertebral Body's Volume as a New Parameter for Predicting the Skeletal Maturation Stages

Youn-Kyung Choi,[1] Jinmi Kim,[2] Tetsutaro Yamaguchi,[3] Koutaro Maki,[3] Ching-Chang Ko,[4] and Yong-Il Kim[1,5,6]

[1] *Department of Orthodontics, Biomedical Research Institute, Pusan National University Hospital, Gudeokro 179, Busan 602739, Republic of Korea*
[2] *Department of Biostatistics, Clinical Trial Center, Pusan National University Hospital, Busan 602739, Republic of Korea*
[3] *Department of Orthodontics, School of Dentistry, Showa University, Tokyo 1458515, Japan*
[4] *Department of Orthodontics, School of Dentistry, University of North Carolina, Chapel Hill, NC 27599, USA*
[5] *Dental Research Institute, Pusan National University Dental Hospital, Yangsan 626787, Republic of Korea*
[6] *Institute of Translational Dental Sciences, Pusan National University, Busan 602739, Republic of Korea*

Correspondence should be addressed to Yong-Il Kim; kimyongil@pusan.ac.kr

Received 29 February 2016; Revised 27 April 2016; Accepted 10 May 2016

Academic Editor: Roberto Cameriere

This study aimed to determine the correlation between the volumetric parameters derived from the images of the second, third, and fourth cervical vertebrae by using cone beam computed tomography with skeletal maturation stages and to propose a new formula for predicting skeletal maturation by using regression analysis. We obtained the estimation of skeletal maturation levels from hand-wrist radiographs and volume parameters derived from the second, third, and fourth cervical vertebrae bodies from 102 Japanese patients (54 women and 48 men, 5–18 years of age). We performed Pearson's correlation coefficient analysis and simple regression analysis. All volume parameters derived from the second, third, and fourth cervical vertebrae exhibited statistically significant correlations ($P < 0.05$). The simple regression model with the greatest R-square indicated the fourth-cervical-vertebra volume as an independent variable with a variance inflation factor less than ten. The explanation power was 81.76%. Volumetric parameters of cervical vertebrae using cone beam computed tomography are useful in regression models. The derived regression model has the potential for clinical application as it enables a simple and quantitative analysis to evaluate skeletal maturation level.

[내용] 연구의 목적은 2, 3, 4번째 경추의 콘빔 CT 이미지로부터 유도된 체적 파라미터와 골성숙도와의 관계를 알아보고 골 성숙을 예측하기 위한 새로운 공식을 제안하고자 하는 것이다. 골성숙도는 수완부사진(손의 골격을 보여주는 방사선 사진)을 통해 추정하였고, 2, 3, 4번 경추의 체적 파라미터는 5~18세의 102명(여자 54명, 남자 48명)의 일본 환자에서 얻었다.

특히, 경추의 부피(x)가 골밀도(y)에 영향을 준다고 하여 이들 간의 상관관계를 보고 단순회귀모형이 적합한 지를 살펴보고자 한다.

[R－코드 5.6.1](논문－경추부피와골밀도－회귀분석)과 [결과 5.6.1]을 참고하기 바란다.

[R-코드 5.6.1] **경추의 부피와 골밀도의 회귀분석**

```
##5.6 논문의 활용: 경추의 부피와 골밀도의 회귀분석
#x: female c4 volume
x<-c(3175.04,2173.42,1222.77,1129.84,2129,1940.01,1953.52
,1295.41,1774.34,1982.5,2580.49,3599.95,2931.02,1061.85,1265,2409.02
,1838.68,1408.2,993.54,2677.69,1217.87,798.59,2442.86,1525.18,1551.43
,3434.7,1250.67,2413.03,1385.34,1375.47,2111.8,1113.61,1092.93,1658.92
,1182.73,1649.86,2260.97,986.51,2635.57,2616.12,923.159,1357.24,1855.41
,1134.45,1934.92,2910.56,3650.48,1144.99,1282.45,1120.97,2267.67,1968.25
,1246.9)
# y: female Sempe maturation level(SML)
y<-c(82.3,71.1,41.4,42.,34.6,43.1,61.8,51.5,37.3,65.6,96.7,95.9,97.6,25.8
,31.3,65.8,61.5,32.2,23.8,95.3,27.5,30.3,85.4,43.7,40.2,83.2,33.4,88.7,55.6
,29.8,75,42.5,24.4,39.8,27.4,55.4,97.3,43.2,79.6,82.5,27.4,41.3,59.6,51.7,69.8
,97.2,96.8,41.2,38,38.4,79.5,69.5,67.4)

plot(x, y, xlab="경추부피", ylab="골밀도")
cor(x, y)
lsm=lm(y~x)
summary(lsm)
plot(x, y, col="red", xlab="경추부피", ylab="골밀도")
abline(coef(lsm), col="blue")
anova(lsm)
```

[결과 5.6.1] **[R-코드 5.6.1]의 수행 결과**

1) 산점도

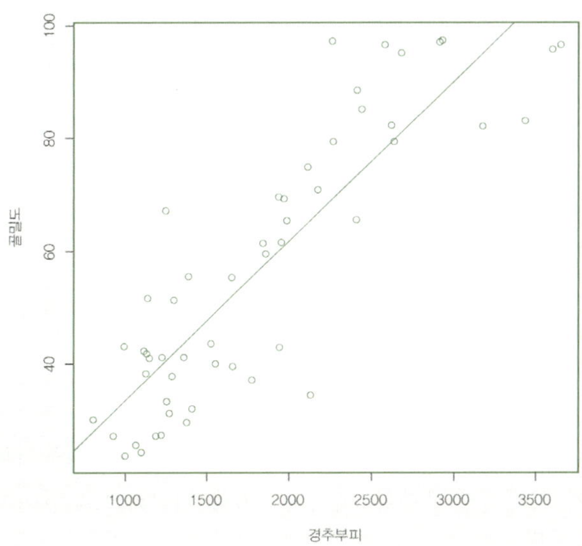

상관계수 :
$r = 0.866$

2) 회귀모형의 적합

```
Residuals:
    Min       1Q  Median      3Q     Max
-30.786   -9.679   1.614   9.662  28.186

Coefficients:
             Estimate Std. Error  t value  Pr(>|t|)
(Intercept)  5.243568   4.492171    1.167     0.249
x            0.028249   0.002279   12.395   <2e-16 ***
---
Signif. codes:  0 '***' 0.001 '**' 0.01 '*' 0.05 '.' 0.1 ' ' 1

Residual standard error: 12.11 on 51 degrees of freedom
Multiple R-squared:  0.7508,    Adjusted R-squared:  0.7459
F-statistic: 153.6 on 1 and 51 DF,  p-value: < 2.2e-16
```

3) 분산분석표

```
Analysis of Variance Table

Response: y
          Df  Sum Sq Mean Sq F value    Pr(>F)
x          1 22527.8  22527.8  153.64  < 2.2e-16 ***
Residuals 51  7477.8    146.6
---
Signif. codes:  0 '***' 0.001 '**' 0.01 '*' 0.05 '.' 0.1
```

[결과 해석]

1) 산점도와 상관계수를 경추 부피와 골밀도는 상관이 높다. 2)에서 회귀계수 추정 $\widehat{b_0} = 5.244$와 $\widehat{b_1} = 0.028$을 제공하고 있어 적합된 회귀식은

$$\hat{y} = \widehat{b_0} + \widehat{b_1}x = 5.2444 + 0.028x$$

으로 산점도에 잘 나타나 있다.

2) Multiple R-squared:에서 결정계수 $R^2 = 0.7508$은 적합된 회귀식이 총변동의 75.08%를 설명한다.

Coefficients:에서 귀무가설 $H_0 : b_1 = 0$에 대한 $t-$검정의 결과 유의확률 $p-$값 $= 2.2 \times 10^{-16} < 0.001$에 의해서 귀무가설 $H_0 : b_1 = 0$을 기각하므로 단순회귀모형의 기울기는 유의함을 보여 준다.

F-statistic: 153.6 on 1 and 51 DF, p-value: < 2.2e−16:는 모형의 적합성을 위한 귀무가설 $H_0 : b_1 = 0$를 검정하기 위한 F 검정통계량이 주어져 있다. 여기서 $p-$값 $= 2.2. \times 10^{-16} < 0.001$로 유의수준 5%보다 매우 작아 귀무가설을 기각하기에 충분하며 경추 부피와 골밀도간의 단순회귀모형이 적합함을 보여준다. 이는 3)의 분산분석표에 반영되어 있다.

CHAPTER 06 범주들의 관계 비교

6.1 분할표

자료는 측정변수의 성질에 따라 일반적으로 질적 자료와 양적 자료로 나눌 수 있고 [보기 1.3.1]에서 양적 자료는 질적 자료로도 변환이 됨을 보여 주었다. 특히, 질적 자료는 [표 1.3.1]의 심장 박동수 자료에서는 달리기(1=달리기 한 사람, 2=달리기를 하지 않은 사람), 흡연(1=흡연자, 2=비흡연자), 성별(1=남자, 2=여자), 운동량(1=적음, 2=보통, 3=많음) 또는 [표 1.3.2]의 매복치 자료에서는 매복치 하악 제3대 구치 발치 난이도(1~3=보통이하, 4=약간 어려움, 5=매우 어려움)와 같이 몇 개의 범주를 가진 변수에 의해서 측정된 것이다. 이들 변수를 범주형 변수(categorical variable)라 하고 관찰된 대상을 분류하여 보면 각 범주에 따른 도수를 가지는 표(table)를 얻게 된다. 다음의 [보기 6.1.1], [보기 6.1.2], [보기 6.1.3]을 통하여 범주형 변수에 의해서 이루어진 표와 그들의 특성을 살펴보자.

보기 6.1.1 매복치 하악 제3대 구치 발치 난이도와 영상의 연관성

[보기 1.1.1]에서 Park(2016)의 매복치 하악 제3대 구치 발치 난이도에 대한 연구에서 방사선 영상의 명확성(lm)에 따른 발치 난이도(Di)의 관계를 알아보고자 762명의 환자를 대상으로 2개의 범주형 변수에 따라 자료를 표로 정리하였다. 원래 발치 난이도는 5점 척도로 되어 있는 데 1~3점을 보통 이하, 4점을 약간 어려움, 5점을 매우 어려움으로 세 범주로 구성했고 영상의 명확성은 명확(1)과 불명확(0)인 두 범주로 구성되어 있다.

발치 난이도	영상의 명확성		합 계
	명확	불명확	
보통이하	397	146	543
약간 어려움	55	68	123
매우 어려움	48	48	96
합계	500	262	762

보기 6.1.2 **식이요법에 따른 환자의 건강상태**

두 가지 식이요법 A와 B의 효과를 비교하기 위해 150명의 환자를 대상으로 임의 추출된 80명에게는 식이요법 A를 나머지 70명에게는 식이요법 B를 적용하였다. 얼마간의 시간이 흐른 뒤에 식이요법과 각 환자의 건강상태인 2개의 범주형 변수에 따라 자료를 표로 정리하였다. 식이요법은 범주 A와 B로, 환자의 건강상태는 양호, 보통, 불량으로 세 범주로 구성되어 있다.

식이요법	환자의 건강상태			합 계
	양 호	보 통	불 량	
A	37	24	19	80
B	17	33	20	70
합계	54	57	39	150

보기 6.1.3 **치아 우식증 치료에 쓰이는 재료의 선호도**

200명의 환자들을 대상으로 치아 우식증(충치) 치료에 쓰이는 레진, 복합레진, 금, 아말감 4종류의 재료에 대한 선호도가 동일한지를 살펴보기 위해 네 범주로 된 표로 정리하였다.

치아 우식증재료				
레진	복합레진	금	아말감	합계
20	40	65	75	200

[보기 6.1.1]~[보기 6.1.3]에서와 같이 관찰된 자료가 범주형 변수에 따라 표로 정리되어 있을 때 이를 분할표(contingency table)라 부른다. 특히, 1개의 범주형 변수에 의한 분할표를 1원(one-way)분할표, 2개의 범주형 변수에 의한 분할표를 2원(two-way)분할표라 하며 이외에도 3원분할표 이상의 다원(multi-way)분할표도 있다. 그리고 분할표에서 행에 있는 범주를 행범주, 열에 있는 범주를 열범주라 한다. 만약에 분할표의 행과 열의 수가 각각 r과 c일 때 이러한 표를 크기가 $r \times c$ 분할표라 한다. 따라서 이들 분할표는 $r \times c$개의 칸(cell)을 갖게 된다. [보기 6.1.1]의 표는 3×2 분할표이고, [보기 6.1.2]의 표는 2×3 분할표로 둘 다 6칸을 가지고 있다. [보기 6.1.3]은 그냥 열의 칸이 c인 분할표라 한다.

6.2 카이제곱 검정

[보기 6.1.1]~[보기 6.1.3]의 분할표를 통하여 알고자 하는 점은 다음과 같은 귀무가설

[1] H_0 : 방사선 영상의 명확성과 발치 난이도는 관련이 없다(독립성 검정).

[2] H_0 : 두 식이요법은 차이가 없다(동질성 검정).

[3] H_0 : 치아 우식증 재료의 선호는 차이가 없다(적합도 검정).

과 이를 피어슨(Karl Pearson : 1857~1936)이 처음 제안한 카이제곱 통계량(X^2 statistic)에 의해 카이제곱 검정을 실시하게 된다.

먼저 [보기 6.1.1]과 [보기 6.1.2]의 분할표를 통하여 카이제곱 통계량을 구하는 절차를 설명하여 보자. 분할표에서 각 범주에 속하는 칸의 도수는 실제로 관찰된 값으로 칸 관찰도수라 하며 i번째 행과 j번째 열의 칸 (i,j)의 관찰도수를 O_{ij}, $i=1,\ldots,r$; $j=1,\ldots,c$라 하자. 특히, i번째 행합계를 $O_{i+}=\Sigma_{j=1}^{c}O_{ij}$, j번째 열합계를 $O_{+j}=\Sigma_{i=1}^{r}O_{ij}$로 표시하고 총합계는 $N=\Sigma_{i=1}^{r}\Sigma_{j=1}^{c}O_{ij}$라 하자. 관찰도수 O_{ij}에 대응하여 귀무가설에서 칸 (i,j)의 기대도수 E_{ij}는 다음과 같이 각각 구할 수 있다.

$$E_{ij}=\frac{i\text{번째 행합계}\times j\text{번째 열합계}}{\text{총합계}}=\frac{O_{i+}\times O_{+j}}{N}$$

따라서 카이제곱 통계량

$$X^2=\sum_{i=1}^{r}\sum_{j=1}^{c}\frac{(\text{관찰도수}-\text{기대도수})^2}{\text{기대도수}}=\sum_{i=1}^{r}\sum_{j=1}^{c}\frac{(O_{ij}-E_{ij})^2}{E_{ij}} \qquad (6.2.1)$$

은 근사적으로 자유도 $df=(r-1)(c-1)$인 카이제곱 분포를 따른다.

다음으로 [보기 6.1.3]의 분할표에서는 j번째 열의 칸 관찰도수를 O_j, 확률을 p_j, $j=1,\ldots,c$라 하자. 전체 열의 합은 총합계로 $N=\Sigma_{j=1}^{c}O_j$라 하자. 관찰도수 O_j에 대응하여 귀무가설

$$H_0 : p_1 = p_{10},\ p_2 = p_{20},\ \ldots,\ p_c = p_{c0}$$

에서 j번째 칸의 기대도수 E_j는 다음과 같이 각각 구할 수 있다.

$$E_j = N \times p_{j0}$$

따라서 카이제곱 통계량

$$X^2 = \sum_{j=1}^{c} \frac{(\text{관찰도수} - \text{기대도수})^2}{\text{기대도수}} = \sum_{j=1}^{c} \frac{(O_j - E_j)^2}{E_j} \qquad (6.2.2)$$

은 근사적으로 자유도 $df = c-1$인 카이제곱 분포를 따른다.

특히, 귀무가설 [1]과 [2]에 대한 카이제곱 검정을 각각 독립성 검정(test of independence)과 동질성 검정(test of homogeneity)이라 한다. 그 이유는 귀무가설 [1]에서는 행범주와 열범주의 관련성을 따지므로 귀무가설의 내용상 <관련이 없다>는 <서로 독립이다>라고 말하는 데 근거하고 있다. 이런 맥락에서 귀무가설 [2]는 행범주 간의 차이를 따지므로 <차이가 없다>는 <서로 동질이다>라고 말할 수 있다. 귀무가설 [3]은 열범주의 칸의 도수가 가정된 확률과 <적합한지>를 따지게 된다.

식 (6.2.1)과 식 (6.2.2)의 어느 검정이든지 분할표로부터 계산된 카이제곱 통계량 X^2의 관측값 χ^2이 기각치 $X_\alpha^2(df)$에 의해 $\chi^2 \geq X_\alpha^2(df)$을 만족하면 통계적으로 유의하게 유의수준 α에서 귀무가설을 기각하는 카이제곱 검정법을 생각할 수 있다. 이는 유의확률 $p-$값$= P[X^2 \geq \chi^2] < \alpha$인 경우와 동일하다.

보기 6.2.1 발치 난이도와 영상의 명확성간의 독립성 검정

[보기 6.1.1]의 발치 난이도와 영상의 명확성 2개의 범주형 변수의 분할표로부터 관찰도수와 괄호 속의 기대도수를 같이 정리하였다. 여기서 기대도수와 카이제곱 통계량을 구하고 유의수준 5%에서 독립성 검정을 해보라.

발치 난이도	영상의 명확성		합 계
	명확	불명확	
보통 이하	397(356.3)	146(186.7)	543
약간 어려움	55(80.7)	68(42.3)	123
매우 어려움	48(63.0)	48(33.0)	96
합계	500	262	762

[1] 기대도수 : $N = 762$

$$E_{11} = \frac{543 \times 500}{762} = 356.3, \qquad E_{12} = \frac{543 \times 262}{762} = 186.7,$$

$$E_{21} = \frac{123 \times 500}{762} = 80.7, \qquad E_{22} = \frac{123 \times 262}{762} = 42.3,$$

$$E_{31} = \frac{96 \times 500}{762} = 63.0, \qquad E_{32} = \frac{96 \times 262}{762} = 33.0$$

[2] 검정 통계량 : $X^2 = \sum_{i=1}^{3} \sum_{j=1}^{2} \frac{(O_{ij} - E_{ij})^2}{E_{ij}}$

$$= \frac{(397-356.3)^2}{356.3} + \frac{(146-186.7)^2}{186.7} + \cdots + \frac{(48-33.0)^2}{33.0} = 47.717$$

[3] 검정 결과 : 유의확률 $p-$값$= P[X^2 \geq 47.717] = 4.35 \times 10^{-11} < 0.05$
유의수준 0.05에서 유의확률이 매우 작아 귀무가설 H_o를 기각하게 되고 따라서 발치 난이도와 영상의 명확성 간에는 관련이 있다.

보기 6.2.2 두 식이요법 간의 동질성 검정

[보기 6.1.2]에서 두 가지 식이요법과 환자의 건강상태라는 2개의 범주형 변수에 따른 분할표로부터 괄호 속의 기대도수와 카이제곱 통계량을 구하고 유의수준 5%에서 동질성 검정을 해보라.

식이요법	환자의 건강상태			합계
	양 호	보 통	불 량	
A	37(28.8)	24(30.4)	19(20.8)	80
B	17(25.2)	33(26.6)	20(18.2)	70
합 계	54	57	39	150

[1] 기대도수 : $N = 150$

$$E_{11} = \frac{80\times 54}{150} = 28.8,\quad E_{12} = \frac{80\times 57}{150} = 30.4,\quad E_{13} = \frac{80\times 39}{150} = 20.8,$$

$$E_{21} = \frac{70\times 54}{150} = 25.2,\quad E_{22} = \frac{70\times 57}{150} = 26.6,\quad E_{23} = \frac{70\times 39}{150} = 18.2$$

[2] $$X^2 = \sum_{i=1}^{2}\sum_{j=1}^{3}\frac{(O_{ij} - E_{ij})^2}{E_{ij}}$$
$$= \frac{(37-28.8)^2}{28.8} + \frac{(24-30.4)^2}{30.4} + \cdots + \frac{(20-18.2)^2}{18.2} = 8.224$$

[3] 검정의 결과 : 유의확률 $p-$값$= P[X^2 \geq 8.224] = 0.016 < 0.05$
유의수준 0.05에서 유의확률이 작아 귀무가설 H_o를 기각하게 되어 식이요법간에 효과의 차이가 있음을 말한다.

보기 6.2.3 치아 우식증 치료에 쓰이는 재료의 선호도에 대한 적합성 검정

[보기 6.1.3]의 200명의 환자들을 대상으로 치아 우식증(충치) 치료에 쓰이는 레진, 복합레진, 금, 아말감 4종류의 재료에 대한 네 범주로 된 분할표로부터 괄호 속의 기대도수와 카이제곱 검정통계량을 구하고 유의수준 5%에서 적합성 검정해보라.

치아 우식증재료				
레진	복합레진	금	아말감	합계
20(50)	40(50)	65(50)	75(50)	200

[1] 기대도수 : $N = 200$

$$E_j = N\times p_{jo} = 200\times\frac{1}{4} = 50,\ j = 1,2,3,4$$

[2] $$X^2 = \sum_{j=1}^{3}\frac{(O_j - E_j)^2}{E_j}$$
$$= \frac{(20-50)^2}{50} + \frac{(40-50)^2}{50} + \frac{(65-50)^2}{50} + \frac{(75-50)^2}{50} = 37$$

[3] 검정의 결과 : 유의확률 $p-$값$= P[X^2 \geq 37] = 4.60\times 10^{-8} < 0.05$
유의수준 0.05에서 유의확률이 매우 작아 귀무가설 H_o를 기각하게 되어 재료의 선호도간에는 차이가 있음을 말한다.

6.3 피셔 정확검정

6.1절과 6.2절에서 살펴본 분할표에서는 관찰도수의 총합이 큰 경우 거의 모든 칸의 기대도수가 5이상이면 카이제곱 검정통계량이 카이제곱분포에 잘 근사된다. 칸의 빈도가 5보다 작은 경우 주변 범주와 결합하는 것도 한 방법이다. 특히 이원분할표인 2×2 분할표에서 이런 방법에 한계가 있으므로 영국의 통계학자 피셔(Fisher, Ronald A., 1890 ~ 1962)에 의해서 1934년에 제안된 정확검정(exact test)을 활용할 수 있다. 이 검정도 행과 열범주의 연관성을 살펴보는 독립성 검정에 해당한다.

이원분할표의 i번째 행과 j번째 열의 칸 (i, j)의 관찰도수를 O_{ij}, $i=1,2; j=1,2$라 하자. 특히, i번째 행합계를 $O_{i+}=\Sigma_{j=1}^{2} O_{ij}$, j번째 열합계를 $O_{+j}=\Sigma_{i=1}^{2} O_{ij}$로 표시하고 총합계는 $N=\Sigma_{i=1}^{2}\Sigma_{j=1}^{2} O_{ij}$라 하자. 여기서 행합계와 열합계가 고정되어 있다면 칸 $(1,1)$의 관찰도수 O_{11}에 의해서 분할표의 나머지 세 칸이 결정되는 초기하분포(hypergeometric distribution)를 따르며 행과 열범주가 독립이라는 가정에서 첫 칸에서 특정한 값 O_{11}일 확률은 다음과 같다.

$$P(O_{11})=\frac{\binom{O_{1+}}{O_{11}}\binom{N-O_{1+}}{O_{+1}-O_{11}}}{\binom{N}{O_{+1}}} \tag{6.3.1}$$

일반적으로 정광모와 최용석(2012, 2장)에 따르면 2×2 분할표에서 행범주와 열범주의 연관성에 대한 측도로 오즈비(odds ratio) θ가 있다. 오즈비가 1이면 독립성을 나타내고 1에서 멀어질수록 연관성이 더 강하게 나타난다. 실제 표본오즈비는 $\hat{\theta}=(O_{11}O_{22})/(O_{12}O_{21})$로 O_{11}이 클수록 표본오즈비의 값은 크게 된다. 이는 행과 열범주의 양의 연관성이 높음을 나타내며 두 범주 간의 서로 독립이라는 귀무가설을 기각한다. 식 (6.3.1)에 의해서 계산되는 유의확률 $p-$값$=P[O_{11}\geq o_{11}]$에 의해서 검정이 가능하다. 표본오즈비는 각 칸의 도수가 0인 경우처럼 매우 작은 경우 각 칸에 적당히 작은 값(0.5)를 더해 수정된 값 $\hat{\theta}_A$가 계산된다.

보기 6.3.1 피셔의 차 맛 감정의 정확검정(독립성 검정)

런던의 로담스테드 실험연구소에서 함께 근무했던 피셔의 한 동료는 차를 마실 때 연유와 차 중에서 어느 것을 먼저 컵에 넣었는지를 구분할 수 있다고 주장했다. 그러한 주장을 검정하기 위해 여덟 컵의 차를 맛보도록 하는 실험을 고안했다. 이 중 네 컵은 연유를 먼저 넣은 것이고 다른 네 컵은 차를 먼저 넣은 것이다. 맛을 보는 사람에게도 이러한 사실을 알려주고 밀크를 먼저 넣은 네 개 컵을 골라내도록 했다. 컵은 랜덤한 순서로 제시되었다. 귀무가설 H_0 : 순서와 추측 간에 연관성이 없다와 대립가설 H_1 : 순서와 추측 간에 양의 연관성이 있다.

1차 첨가	추측		합계
	연유	차	
연유	3	1	4
차	1	3	4
합계	4	4	8

[1] 귀무가설 : H_0 : 순서와 추측 간에 연관성이 없다.

[2] 유의확률 : $p-$값 $= P[O_{11} \geq 3] = P(3) + P(4)$

$$= 0.229 + 0.014 = 0.243$$

정확검정의 결과 유의수준 5%에서 귀무가설을 기각하지 못해 연관성이 없다.

[3] 표본오즈비 : $\hat{\theta} = \dfrac{O_{11}O_{22}}{O_{12}O_{21}} = \dfrac{3 \times 3}{1 \times 1} = 9$

수정된 표본오즈비 : $\hat{\theta}_A = \dfrac{(O_{11}+0.5)(O_{22}+0.5)}{(O_{12}+0.5)(O_{21}+0.5)} = \dfrac{3.5 \times 3.5}{1.5 \times 1.5} = 5.44$

1차 연유를 먼저 넣은 것이 차를 넣은 것 보다 5배정도 연유로 추측할 가능성이 높다. 그러나 [2]의 정확검정은 이들 사이에 통계적으로 연관성이 없는 것으로 판단한다.

보기 6.3.2 고정장치와 빰의 불편함의 정확검정

교정 치료를 중인 40명의 청소년을 20명씩 두 집단으로 나누어 한 집단에는 입술고정장치(Labial fixed appliance)를 다른 집단에는 혀고정장치(Lingual fixed appliance)를 장착하고 빰의 불편함을 조사하여 이원 분할표를 얻었다(임희정, 2008, 3장). 귀무가설 H_0 : 장치와 빰의 불편함은 연관성이 없다에 대하여 유의수준 5%에서 검정하라.

교정 장치	빰의 불편함		합계
	예	아니오	
LA	17	3	20
LI	7	13	20
합계	24	16	40

[1] 귀무가설 : H_0 : 장치와 빰의 불편함은 연관성이 없다.

[2] 유의확률 : $p-$값 $= P[O_{11} \geq 17] \ = \ P(17)+P(18)+P(19)+P(20)$

$$= 1.40 \times 10^{-3} + 1.1.7 \times 10^{-4} + 4.93 \times 10^{-6} + 7.71 \times 10^{-8}$$
$$= 0.0015$$

유의수준 5%에서 $p-$값이 매우 작아 기무가설을 기각하며 장치와 빰의 불편함은 연관성이 있다.

[3] 표본오즈비 : $\hat{\theta} = \dfrac{O_{11}O_{22}}{O_{12}O_{21}} = \dfrac{17 \times 13}{3 \times 13} = 10.5$

수정된 표본오즈비 : $\hat{\theta}_A = \dfrac{(O_{11}+0.5)(O_{22}+0.5)}{(O_{12}+0.5)(O_{21}+0.5)} = \dfrac{17.5 \times 3.5}{7.5 \times 13.5} = 9$

오즈비로 보아 교정장치 LA를 했을 때 LI에 비해 9배 정도 빰이 불편하다. 이는 교정장치와 빰의 불편함은 매우 연관성이 높음을 나타낸다.

6.4 R - 코드 실습

R에서 범주형 자료에 의한 분할표 자료에 대한 독립성, 동질성과 적합성 검정은 모두 chisq.test() 함수를 활용하며 이원분할표인 2×2 분할표에서 피셔의 정확검정을 위한 fisher.test() 함수를 활용하면 된다.

[실습 6.4.1] [R－코드 6.4.1](발치난이도와영상명암분할표－독립성검정.R)은 [보기 6.2.1]에서 매복치 발치 난이도(보통 이하 ~ 매우 어려움)와 영상 명암(명확, 불명확)의 분할표에서 독립성 검정을 위한 chisq.test() 함수를 활용한 R－코드이다.

[결과 6.4.1]에서 chi$expected는 기대도수를 제공한다. X-squared = 47.7169는 카이제곱 검정통계량으로 자유도가 df = 2이고 유의확률 p-value = 4.349e−11는 매우 작아 유의수준 5%에서 귀무가설 H_0 : 발치 난이도와 영상 명암은 연관이 없다를 기각하게 된다.

[R-코드 6.4.1] **[보기 6.2.1] 발치 난이도와 영상 명암의 독립성 검정**

```
## [보기 6.2.1] 발치 난이도와 영상 명암의 독립성 검정
table = rbind(c(397,146), c(55,68), c(48,48))
chi=chisq.test(table)
chi$expected # 기대도수
chi
```

[결과 6.4.1] **[R-코드 6.4.1]의 수행 결과**

```
> chi$expected
          [,1]      [,2]
[1,] 356.29921 186.70079
[2,]  80.70866  42.29134
[3,]  62.99213  33.00787

> chi

        Pearson's Chi-squared test

data:  data.table
X-squared = 47.7169, df = 2, p-value = 4.349e-11
```

[실습 6.4.2] [R-코드 6.4.2](식이요법간환자의영양상태-동질성검정.R)는 [보기 6.2.2]에서 두 가지 식이요법과 환자의 건강상태에 따른 동질성 검정을 위한 chisq.test() 함수를 활용한 R-코드이다.

[결과 6.4.2]에서 카이제곱 검정통계량 X-squared = 8.224는 자유도가 df = 2로 유의확률 p-value = 0.01638에 의해서 유의수준 5%에서 귀무가설 H_0 : 식이요법간의 효과 차이가 없다를 기각한다. 기대도수는 chi$expected에 의해서 제공된다.

[R－코드 6.4.2] **[보기 6.2.2] 두 식이요법 간의 동질성 검정**

```
## [보기 6.2.2] 두 식이요법 간의 동질성 검정
table = rbind(c(37,24, 19),c(17, 33, 20))
chi=chisq.test(table)
chi$expected # 기대도수
chi
```

[결과 6.4.2] **[R－코드 6.4.2]의 수행 결과**

```
> chi$expected
      [,1] [,2] [,3]
[1,] 28.8 30.4 20.8
[2,] 25.2 26.6 18.2

> chi
            Pearson's Chi-squared test

data:  data.table
X-squared = 8.224, df = 2, p-value = 0.01638
```

[실습 6.4.3] [R－코드 6.4.3](치아우식증치료재료선호도－적합도검정.R)는 [보기 6.2.3]에서 치아 우식증 치료에 쓰이는 재료의 선호의 적합도 검정을 위한 chisq.test()함수를 활용한 R－코드이다. 특히, 귀무가설에서 검정할 확률을 코드에서 p0＝c(1/4, 1/4, 1/4, 1/4)로 해주고 함수 chisq.test()에서 지정해 주어야 한다.

[결과 6.4.3]에서 카이제곱 검정통계량 X-squared = 37은 자유도가 df = 3으로 유의확률 p-value = 4.601e－08에 의해서 유의수준 5%에서 귀무가설 H_0 : 치아 우식증 치료 재료에 대한 선호도는 동일하다를 기각하기에 충분하다.

[R－코드 6.4.3] **[보기 6.2.3] 치아 우식증 치료에 쓰이는 재료의 선호의 적합도 검정**

```
## [보기 6.2.3] 치아 우식증 치료에 쓰이는 재료의 선호도
r1=c(20, 40, 65, 75)
p0=c(1/4, 1/4, 1/4, 1/4)
chi=chisq.test(r1, p=p0)
chi$expected # 기대도수
chi
```

[결과 6.4.3] **[R-코드 6.4.3]의 수행 결과**

```
> chi$expected
        [1] 50 50 50 50

> chi
        Chi-squared test for given probabilities

data:  r1
X-squared = 37, df = 3, p-value = 4.601e-08
```

[실습 6.4.4] [R-코드 6.4.4](피셔차맛-정확검정.R)는 [보기 6.3.1]에서 피셔의 차맛 감정의 정확검정을 위한 fisher.test() 함수를 활용한 R-코드이다. 특히 대립가설의 형태에 따라 alternative="greater", alternative="less", alternative="two.sided"중에서 선택하는 데 일반적으로 정확검정은 alternative="greater"를 사용한다. 이는 정확검정을 위한 유의확률 $p-값=P[O_{11} \geq o_{11}]$에서 반영된다. 실제 유의확률과 두 가지 표본오즈비의 수치적 계산을 보기를 원하는 독자를 위해 식 (6.3.1)과 표본오즈비 $\hat{\theta}=(O_{11}O_{22})/(O_{12}O_{21})$를 참고로 각각 ## p-value = P[O11>=o11]와 ## Sample Odds Ratio : O11O22/O12O21이하에 코드화 해두었다. 특히, odds1은 표본오즈비이고 odds2는 수정된 표본오즈비 $\hat{\theta}_A$이다.

[결과 6.4.4]에서 유의확률 p-value = 0.2429에 의해서 유의수준 5%에서 귀무가설 H_0 : 순서와 추측 간에 연관성이 없다를 기각하지 못한다. 그리고 함수 fisher.test()에서 제공하는 오즈비 6.41의 경우에는 최대우도 추정을 통해 얻어지므로 실제 자료의 도수를 이용하는 오즈비 $\hat{\theta}=9$와 $\hat{\theta}_A=5.44$와는 다소 차이가 있다.

[R-코드 6.4.4] **[보기 6.3.1] 피셔의 차 맛 감정의 정확검정**

```
## [보기 6.3.2] 피셔의 차 맛 감정의 정확검정:독립성 검정
table = rbind(c(3,1), c(1,3))
fisher.test(table, alternative="greater")

## p-value = P[O11>=o11]
N=sum(table)
O1p=sum(table[1,])
```

```
Op1=sum(table[,1])
O11=table[1,1]:O1p
prob=choose(O1p, O11)*choose(N-O1p, Op1-O11)/choose(N, Op1)
pvalue=sum(prob)
cbind(O11, prob); pvalue

## Sample Odds Ratio : O11O22/O12O21
odds1=(table[1,1]*table[2,2])/(table[1,2]*table[2,1])
odds2=(table[1,1]+0.5)*(table[2,2]+0.5)/((table[1,2]+0.5)*(table[2,1]+0.5))
cbind(odds1, odds2)
```

[결과 6.4.4] **[R-코드 6.4.4]의 수행 결과**

```
> fisher.test(table, alternative="greater")

        Fisher's Exact Test for Count Data

data:  table
p-value = 0.2429
alternative hypothesis: true odds ratio is greater than 1
95 percent confidence interval:
 0.3135693       Inf
sample estimates:
odds ratio
  6.408309

> cbind(O11, prob); pvalue
     O11       prob
[1,]   3 0.22857143
[2,]   4 0.01428571
[1] 0.2428571

> cbind(odds1, odds2)
     odds1    odds2
[1,]     9 5.444444
```

[보기 6.3.2]의 두 가지 교정 장치와 빰의 불편성의 정확검정을 위한 R-코드(교정장치빰의 불편성-정확검정(독립성검정).R)를 참고하라.

6.5 논문에서의 활용

[논문 제목] Effect of Bimaxillary Surgery on Adaptive Condylar Head Remodeling : Metric Analysis and Image Interpretation Using Cone－Beam Computed Tomography Volume Superimposition

과두의 적응적 리모델링에 있어서 양악수술의 영향 : 콘빔 CT의 부피 중첩을 이용한 통계 분석과 이미지 해석

Effect of Bimaxillary Surgery on Adaptive Condylar Head Remodeling: Metric Analysis and Image Interpretation Using Cone-Beam Computed Tomography Volume Superimposition

Soo-Byung Park, DDS, MSD, PhD, Yu-Mi Yang, DDS, MSD,† Yong-Il Kim, DDS, MSD, PhD,‡ Bong-Hae Cho, DDS, MSD, PhD,§ Yun-Hoa Jung, DDS, MSD, PhD,¶ and Dae-Seok Hwang, DDS, MSD, PhD‖*

Purpose: The aim of the present study was to use cone-beam computed tomography volume superimposition to investigate the effect of bimaxillary orthognathic surgery on condylar head remodeling.

Materials and Methods: Using a retrospective study design, 2 investigators evaluated the cone-beam computed tomography data of subjects who had undergone Le Fort I osteotomy and mandibular setback surgery. The predictor variable was time, grouped as preoperative versus postoperative. The outcome variables were the measurement changes of the condylar heads and the distribution of the condylar head remodeling signs. Paired t and χ^2 tests were performed for the purposes of the 2-dimensional metric analysis and the condylar head remodeling distribution. $P < .05$ was considered significant.

Results: The sample was composed of 22 adults (11 men and 11 women, age 20.3 ± 3.2 years) diagnosed with skeletal Class III malocclusion. The intra- and interoperator reliabilities of the image interpretation showed substantial agreement, according to Cohen's kappa index. The condylar heights on the sagittal and coronal planes decreased after surgery. Bone resorption occurred predominantly in the anterior and superior areas on the sagittal plane, the superior and lateral areas on the coronal plane, and the anterolateral and posterolateral areas on the axial plane ($P < .05$). Bone formation was apparent only in the anteromedial area on the axial plane ($P < .05$).

Conclusions: Bimaxillary orthognathic surgery caused a decrease in the condylar heights and condylar head remodeling. The cone-beam computed tomography volume superimposition method showed that the condylar head had undergone remodeling after bimaxillary surgery.

© 2012 American Association of Oral and Maxillofacial Surgeons

J Oral Maxillofac Surg 70:1951-1959, 2012

[내용] 연구의 목적은 콘빔 CT를 사용하여 양악수술이 과두의 remodeling에 미치는 영향을 알아보고자 하는 것이다. 2명의 연구자가 Le Fort I 골제술과 하악 후방 수술을 받은 환자의 콘빔 CT를 분석하였다. 22명의 성인(11명 남자, 11명 여자, 20.3±3.2세)의 3급 부정교합자로 구성되었다.

[R－코드 6.5.1](논문－시상면전후방골형성정도－적합도검정.R)과 [결과 6.5.1]을 참고하기 바란다. 골형성 정도는 골흡수, 변화없음, 골형성 세 범주로 분류되었다.

[R-코드 6.5.1] **시상면 전후방의 골형성 정도의 적합도 검정**

```
## 6.5 논문의 활용: 과두의 적응적 리모델링에 있어서 양악수술의 영향
# 시상면 전방의 골형성 정도의 적합도 검정
r1=c(31, 11, 2)
p0=c(1/3, 1/3, 1/3)
chi1=chisq.test(r1, p=p0)
chi1

#시상면 후방의 골형성 정도의 적합도 검정
r2=c(20, 15, 9)
p0=c(1/3, 1/3, 1/3)
chi2=chisq.test(r2, p=p0)
chi2
```

[결과 6.5.1] **[R-코드 6.5.1]의 수행 결과**

```
1) 전방 시상면
> chi1
        Chi-squared test for given probabilities

data: r1
X-squared = 30.0455, df = 2, p-value = 2.99e-07

2) 후방 시상면
> chi2
         Chi-squared test for given probabilities

data: r2
X-squared = 4.1364, df = 2, p-value = 0.1264
```

[결과 해석]

1) 전방 시상면

유의수준 5%에서 검정통계량의 관측값 X-squared = 30.0455는 자유도 df = 2로 p-value = 2.99e−07으로 매우 작아 귀무가설인 전방 시상면(anterior sagittal)의 골형성 정도가 동일하다는 것을 기각하게 된다. 특히 골흡수의 비율이 우세하다고 할 수 있다.

2) 후방 시상면

유의수준 5%에서 검정통계량의 X-squared = 4.1364는 df = 2로 유의확률 p-value = 0.1264로 다소 커서 귀무가설을 기각하지 못한다. 따라서 뼈 형성 정도가 대동소이하게 일어난다고 할 수 있다.

CHAPTER 07

일반화 선형모형분석

7.1 다중 회귀분석

5.2절에서 각각 하나의 설명변수 x와 반응변수 y가 선형적인 관계를 가지는 단순회귀모형(simple regression model)

$$y = b_0 + b_1 x + \varepsilon$$

을 고려하였다. 여기서 오차항 ε은 정규분포 $N(0, \sigma^2)$를 따르는 확률변수이다.

이번에는 설명변수가 p개인 $x_1, x_2, ..., x_p$에 대하여 다중회귀(multiple regression model)을 고려하자.

$$y = b_0 + b_1 x_1 + \cdots + b_p x_p + \varepsilon \tag{7.1.1}$$

여기서 오차항 ε은 여전히 정규분포 $N(0, \sigma^2)$를 따르는 확률변수이다.

일반적으로 식 (7.1.1)을 일반 선형모형(general linear model)이라 한다. 이 모형의 적합은 n개의 측정된 자료 $(x_{i1}, x_{i2}, ..., x_{ip})$와 y_i, $i = 1, ..., n$에 의해서

$$S = \sum_{i=1}^{n} \varepsilon_i^2 = \sum_{i=1}^{n} (y_i - b_0 - b_1 x_{i1} - \cdots - b_p x_{ip})^2 \tag{7.1.2}$$

를 최소화하는 최소제곱법(least square method)에 의한 최소제곱추정치 $\hat{b_0}$, $\hat{b_1}$, ..., $\hat{b_p}$를 얻게 된다. 이를 통하여 식 (7.1.1)의 추정식인 적합된 다중회귀식은 다음과 같다.

$$y = \hat{b_0} + \hat{b_1} x_1 + \cdots + \hat{b_p} x_p \tag{7.1.3}$$

다음은 제곱합 분해

$$\sum_{i=1}^{n}(y_i-\bar{y})^2 = \sum_{i=1}^{n}(\hat{y_i}-\bar{y})^2 + \sum_{i=1}^{n}(y_i-\hat{y_i})^2$$

$$SST = SSR + SSE$$

총제곱합 = 회귀제곱합 + 잔차제곱합

를 고려하자. 그리하면 적합된 회귀식의 유의성을 평가하는 척도인 결정계수는

$$R^2=\frac{SSR}{SST}=1-\frac{SSE}{SST} \tag{7.1.4}$$

이다. 더불어 설명변수 $x_1, x_2, \ldots, x_p$가 반응변수 y를 설명하는 데 통계적으로 유의한지를 살펴보기 위해서는 다음과 같은 귀무가설과 대립가설이 필요하다.

$$H_0 : b_1 = \cdots = b_p = 0 \text{ vs. } H_1 : b_1 \neq 0, \text{ 또는, ..., } b_p \neq 0,$$

이를 검정하기 위한 검정통계량은 제곱합 분해로부터 자유도 $(p, n-p-1)$인 $F-$분포를 따르는

$$F=\frac{MSR}{MSE}=\frac{SSR/p}{SSE/(n-p-1)} \tag{7.1.5}$$

이다. 따라서 식 (7.1.5)의 관찰값 f에 대한 유의확률 $p-$값 $= P[F \geq f]$에 의해서 검정이 가능하다. 이 검정은 실제 식 (7.1.3)의 다중 회귀모형의 적합성을 검정하는 것이다.

이번에는 식 (7.1.3)에서 설명변수의 개별 유의성은 귀무가설 $H_0 : b_j = 0$에 대하여 자유도 $df=n-p-1$인 검정통계량

$$T=\frac{\hat{b_j}-b_j}{s.e(\hat{b_j})} \tag{7.1.6}$$

에 의해서 이루어진다. 여기서 $s.e(\bullet)$는 표준편차를 나타낸다.

보기 7.1.1 **심장 박동수 자료의 다중 회귀분석**

[표 1.3.1](pulse.txt)은 50미터 달리기(1=달리기를 한 사람, 2=달리기를 하지 않은 사람)전후 심장 박동수가 흡연(1=흡연자, 2=비흡연자), 성별(1=남자, 2=여자), 키(cm)와 몸무게(kg), 운동량(1=적음, 2=보통, 3=많음)과 어떤 관계가 있는 지에 대한 10명의 성인을 대상으로 측정된 자료이다. 여기에서는 달리기 전후 심장 박동수의 차이 y에 영향을 주는 요인이 무엇인지를 알아보고자 다중회귀모형을 설정하고 적합하라. (심장박동수자료-다중회귀모형.R)의 실행 [결과 7.1.1]을 참고하라.

[1] 다중회귀분석의 해석을 쉽게 하도록 질적변수의 입력 값을 조정하고 달리기 전 후 심장 박동수에 대한 변수를 재설정하자.

- 달리기, 흡연, 성별의 자료 값이 2로 되어 있는 것을 0으로 하자 :
  달리기(1=달리기를 한 사람, 0=달리기를 하지 않은 사람)
  흡연(1=흡연자, 0=비흡연자), 성별(1=남자, 0=여자),
- 운동량은 적음과 보통을 0으로 많음을 1로 하자.
- y = 심장박동수 차이(심장박동수 후-심장박동수 전)

[2] 다중회귀모형의 설정 :

$$y = b_0 + b_1\text{달리기} + b_2\text{흡연} + b_3\text{성별} + b_4\text{운동량} + b_5\text{키} + b_6\text{몸무게} + \varepsilon$$

[3] 결정계수 및 모형의 유의성 : $R^2 = 0.976$이고 검정 통계량의 관측값 $f = 20.37$는 유의확률 $p-$값 = 0.01577에 의해서 유의수준 5%에서 모형이 매우 적합함을 보여 준다. [결과 7.1.1]의 Multiple R-squared, F-statistic, p-value를 참고 바람.

[4] 적합된 다중회귀모형 :

$$\hat{y} = 98.023 + 18.587\text{달리기} + 0.870\text{흡연} + 6.520\text{성별} + 2.044\text{운동량} \\ - 0.518\text{키} - 0.215\text{몸무게}$$

- 달리기를 한 경우(1)가 하지 않은 경우(0)에 비해 $\hat{b_1} = 18.587$만큼 더 큰 심장 박동수 차이를 보였다. 이 변수는 귀무가설 $H_0 : b_1 = 0$를 유의수준 5%에서 기각하기에 충분한 $p-$값 = 0.0117로 모형 [2]에서 통계적으로 유의하다.
- 흡연자(1)가 비흡연자(0)보다 $\hat{b_2} = 0.870$ 만큼 큰 반응을 보였으나 $p-$값 0.7451로 통계적으로 유의하지 않다.
- 남자(성별=1)는 여자(성별=0)에 비해 $\hat{b_3} = 6.520$ 만큼 더 큰 반응을 보였으나 $p-$값=0.1867로 통계적으로 유의하지 않다.
- 운동량이 많은 경우(1)는 적은 경우(0)에 비해 $\hat{b_4} = 2.044$ 만큼 더 큰 반응을 보였고 $p-$값 = 0.4603으로 통계적으로 유의하지 않다.
- 키가 크고 몸무게가 많이 나갈수록 반응이 작아지고 특히, 키는 통계적으로 유의하다.

[결과 7.1.1] (심장박동수자료 – 다중회귀모형.R)실행 결과

```
Coefficients:
            Estimate Std. Error t value Pr(>|t|)
 (Intercept) 98.0231   25.2427    3.883   0.0303 *
달리기       18.5873    3.3654    5.523   0.0117 *
흡연          0.8700    2.4408    0.356   0.7451
성별          6.5201    3.8187    1.707   0.1863
운동량        2.0435    2.4190    0.845   0.4603
키           -0.5182    0.1514   -3.422   0.0418 *
몸무게       -0.2153    0.1118   -1.927   0.1496
---
Signif. codes:  0 '***' 0.001 '**' 0.01 '*' 0.05 '.' 0.1 ' ' 1

Residual standard error: 2.579 on 3 degrees of freedom
Multiple R-squared:  0.976,     Adjusted R-squared:  0.9281
F-statistic: 20.37 on 6 and 3 DF,  p-value: 0.01577
```

보기 7.1.2 안면 비대칭 환자의 비대칭 측정 변수간의 산점도

[보기 5.1.1]에서는 안면 비대칭 환자 37명의 정모두부방사선 사진(cephalogram using V-ceph)을 통해 비대칭을 측정한 변수 HMD(hard tissue mention deviation)과 CNL(condylar neck length)에 대해 상관과 회귀분석을 다루었다. 여기서는 두 측정변수 FRI(frontal inclination)과 BI(body ramal inclination)를 추가한 자료(hmd.txt)에서 경조직 이부편위 정도 $y=$ HMD에 영향을 미치는 지를 보기 위해 다중회귀모형을 설정하고 적합하라. (안면비대칭환자–다중회귀모형.R)의 실행 [결과 7.1.2]를 참고 하라.

[1] 이미 HMD와 CNL에 대해선 [보기 5.1.1]에서 살펴보았다. 즉 환자들의 CNL이 높을수록 HMD가 높음을 알 수 있다. 추가적으로 [그림 7.1.1]의 다중 산점도를 보면 FRI와 BI가 높을수록 HMD가 높아지기는 하나 상관계수 0.50인 BI가 0.45인 FRI보다 더 선형적으로 HMD에 약간 높은 영향을 미친다고 볼 수 있다.

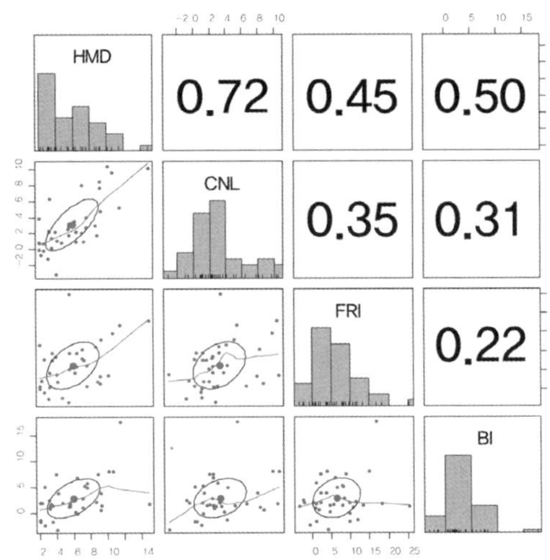

[그림 7.1.1] 변수들 간의 다중 산점도

[2] 다중회귀모형의 설정 :

$$y = b_0 + b_1 CNL + b_2 FRI + b_3 BI + \varepsilon$$

[3] 결정계수 및 모형의 유의성 : $R^2 = 0.637$이고 검정 통계량의 관측값 $f = 19.27$은 유의확률 $p-$값 $= 2.121 \times 10^{-7}$에 의해서 유의수준 5%에서 [2]의 모형이 매우 적합함을 보여 준다.

[4] 적합된 다중회귀모형 :

$$\hat{y} = 2.924 + 0.544 CNL + 0.097 FRI + 0.228 BI$$

- CNL이 0.544만큼 $y =$ HMD에 양으로 영향을 미치고 $p-$값 $= 3.29 \times 10^{-6}$에 의해서 모형 [4]에서 CNL은 통계적으로 매우 유의하다.
- FRI는 0.097로 미치는 영향이 적으며 실제로 $p-$값 $= 0.0963$은 유의수준 5%에서 통계적으로 유의 하지 않다. 이는 상관계수에서도 예견된 것이다.
- BI는 0.228 만큼 $y =$ HMD에 영향을 미치며 $p-$값 $= 0.0176$은 유의수준 5%에 통계적으로 유의하다.

[결과 7.1.2] **(심장박동수자료 – 다중회귀모형.R)실행 결과**

```
Coefficients:
             Estimate Std. Error t value Pr(>|t|)
(Intercept)  2.92368  0.52362    5.584   3.29e-06 ***
CNL          0.54384  0.11108    4.896   2.51e-05 ***
FRI          0.09657  0.05641    1.712   0.0963.
BI           0.22753  0.09104    2.499   0.0176 *
---
Signif. codes:  0 '***' 0.001 '**' 0.01 '*' 0.05 '.' 0.1 ' ' 1

Residual standard error: 1.956 on 33 degrees of freedom
Multiple R-squared:  0.6366,    Adjusted R-squared:  0.6035
F-statistic: 19.27 on 3 and 33 DF,  p-value: 2.121e-07
```

7.2 로지스틱 회귀분석

설명변수가 p개인 $x_1, x_2, ..., x_p$에 대하여 반응변수인 y가 이항형(binary type)인 일반화선형모형인 로지스틱 회귀모형(logistic regression model)에 대해서 살펴보자.

먼저 y가 0과 1의 값을 가질 때 $\pi_x = P[y=1 \mid x_1, ..., x_p]$를 $y=1$인 확률이라 하자. 그러면 $1-\pi_x = P[y=0 \mid x_1, ..., x_p]$는 $y=0$인 확률이 되며 이들의 로그 오즈비(odds ratio)인 로짓(logit)에 대해 $x_1, x_2, ..., x_p$의 선형식

$$\text{logit}[\pi_x] = \log\left(\frac{\pi_x}{1-\pi_x}\right) = b_0 + b_1 x_1 + \cdots + b_p x_p \qquad (7.2.1)$$

을 가정하자. 여기서 log는 자연로그(natural log)를 의미하며 식 (7.2.1)로부터

$$\pi_x = \frac{\exp(b_0 + b_1 x_1 + \cdots + b_p x_p)}{1+\exp(b_0 + b_1 x_1 + \cdots + b_p x_p)} \qquad (7.2.2)$$

가 성립한다. 식 (7.2.1) 또는 식 (7.2.2)를 만족하는 모형을 로그로지스틱 회귀모형 또는 로짓모형(logit model)이라 한다.

이 절에서는 1장의 [표 1.3.2]의 매복치 자료(molar.txt)로부터 발치 후 발생하는 합병증 9가지(PC1 : 출혈, PC2 : 인접치 손상, PC3 : 신경 손상, PC4 : 개구장애, PC5 : 심한 동통 및 부종, PC6 : 건성발치, PC7 : 감염, PC8 : 발치 중단, PC9 : 기타)에서 특별히 심한 동통 및 부종 발생 여부를 반응변수로 하는 로지스틱 모형의 적합을 살펴보려고 한다. 설명변수인 성별, 나이, 발치 난이도, 발치 난이도 예측 지수가 반응변수에 얼마나 영향을 미치는지에 대한 해석을 중심으로 [보기 7.2.1]에서 요약하고자 한다. 반응변수를 다양하게 바꾸어 가면서 설명변수의 영향을 평가 할 수 있다.

[보기 7.2.2]에서는 [보기 7.2.1]의 동일한 자료에서 동반합병증 C(1=발생, 2=발생하지 않음)에 대해 9가지 경우(C1 : 치관주위염, C2 : 농양, C3 : 우식증, C4 : 대합치에 의한 자극, C5 : 낭종, C6 : 식편 삽입 등의 불편감, C7 : 기타)에서 농양 C2를 반응변수

로 하여 로지스틱 회귀모형을 고려하려 한다. 설명변수로 성별, 나이, 발치 난이도, 하악관의 접촉여부가 반응변수에 얼마나 영향을 미치는지를 살펴보자.

보기 7.2.1 매복치 발치 후 합병증 발생 여부에 대한 로지스틱 회귀분석

[표 1.3.2](molar.txt)는 매복치 발치 자료로 발치 후 동반 합병증 PC 가운데 심한 동통 및 부종 PC5 발생 여부(1=발생, 0=발생하지 않음)에 대하여 영향을 주는 요인으로 성별 sex(1=남자, 0=여자), 나이 age(6세~75세), 발치 난이도 Di(1~3 : 보통 이하, 4 : 약간 어려움, 5 : 매우 어려움), 발치 난이도 예측지수 PI(1~2 : very easy, 3~4 : minimal, 5~7 : moderately, 8~10 : very difficult)를 고려하였다. 합병증 발생 여부 y에 대한 로지스틱 회귀모형을 설정하고 적합하라. 이를 위해 (매복치발치후동반합병증발생－부종여부－로지스틱회귀모형.R)의 실행 [결과 7.2.1]을 참고하라.

[1] 로지스틱 회귀모형의 설정 :

- 합병증 동통 및 부종 발생 여부 : $y=1$(발생), $y=0$(발생하지 않음)
- $\pi_x = P[y=1 \mid$ 성별, 나이, 발치난이도, 발치난이도예측지수$]$
  $1-\pi_x = P[y=0 \mid$ 성별, 나이, 발치난이도, 발치난이도예측지수$]$

$$\text{logit}[\pi_x] = \log\left(\frac{\pi_x}{1-\pi_x}\right)$$
$$= b_0 + b_1\text{성별} + b_2\text{나이} + b_3\text{발치난이도} + b_4\text{발치난이도예측지수}$$

[2] 적합된 로지스틱 회귀모형 :

$$\text{logit}[\hat{\pi}_x] = -0.073 - 0.023\text{성별} + 0.001\text{나이} + 0.023\text{발치난이도}$$
$$+ 0.008\text{발치난이도예측지수}$$

- 남자(성별=1)의 잠재적 발치 후 합병증 발생은 여자(성별=0)에 비하여 매우 낮아진다.
- 나이가 많을수록 잠재적 합병증 발생이 조금 더 발생된다.
- 발치 난이도와 발친 난이도 예측지수가 클수록 합병증 발생이 높아진다.

[결과 7.2.1] **(매복치발치후동반합병증발생－부종여부－로지스틱회귀모형.R)의 실행 결과**

```
Coefficients:
              Estimate  Std. Error t value Pr(>|t|)
 (Intercept)  -0.0729384  0.0416279  -1.752   0.0801.
성별          -0.0234948  0.0149165  -1.575   0.1156
나이           0.0006531  0.0007740   0.844   0.3991
발치난이도     0.0227335  0.0103797   2.190   0.0288  *
```

```
발치난이도예측지수    0.0080409  0.0040898    1.966   0.0496 *
---
Signif. codes:  0 '***' 0.001 '**' 0.01 '*' 0.05 '.' 0.1 ' ' 1
```

보기 7.2.2 매복치 발치 후 동반 합병증 발생 여부에 대한 로지스틱 회귀분석

[보기 7.2.1]에서 고려한 자료 [표 1.3.2](molar.txt)에서 특히, 발치 후 동반합병증 C(1=발생, 2=발생하지 않음) 9가지 경우에서 농양 C2를 반응변수하고 성별 sex(1=남자, 0=여자), 나이 age(6세~75세), 발치 난이도 Di(1~3 : 보통 이하, 4 : 약간 어려움, 5 : 매우 어려움), 하악관의 접촉여부 MC(1=접촉, 0=미접촉)을 설명변수로 고려하였다. 동반 합병증 발생 여부 y에 대한 로지스틱 회귀모형을 설정하고 적합하라. 이를 위해 (매복치발치후동반합병증발생-종양-로지스틱회귀모형.R) 실행 [결과 7.2.2]를 참고하라.

[1] 로지스틱 회귀모형의 설정 :

- 동반 합병증 농양 발생 여부 : $y=1$(발생), $y=0$(발생하지 않음)
- $\pi_x = P[y=1 \mid \text{성별, 나이, 발치난이도, 하악관}]$
  $1-\pi_x = P[y=0 \mid \text{성별, 나이, 발치난이도, 하악관}]$

$$\begin{aligned}\text{logit}[\pi_x] &= \log\left(\frac{\pi_x}{1-\pi_x}\right)\\ &= b_0 + b_1\,\text{성별} + b_2\,\text{나이} + b_3\,\text{발치난이도} + b_4\,\text{하악관}\end{aligned}$$

[2] 적합된 로지스틱 회귀모형 :

$$\begin{aligned}\text{logit}[\hat{\pi}_x] = {} & 0.024 - 0.020\,\text{성별} + 0.002\,\text{나이} - 0.015\,\text{발치난이도}\\ & + 0.005\,\text{하악관}\end{aligned}$$

- 남자(성별=1)의 잠재적 발치 후 동반 합병증 농양 발생은 여자(성별=0)에 비하여 매우 낮아진다.
- 나이가 많을수록 잠재적 동반 합병증 발생이 조금 더 발생된다.
- 발치 난이도는 클수록 동반 합병증 발생이 낮아지며 반대로 하악관이 접촉된 경우 동반 합병증 발생이 높아진다.

[결과 7.2.2] (매복치발치후동반합병증발생 – 종양 – 로지스틱회귀모형.R) 실행 결과

```
Coefficients:
              Estimate  Std. Error  t value  Pr(>|t|)
 (Intercept)  0.0239407  0.0367765   0.651   0.51524
성별          0.0198186  0.0139403   1.422   0.15550
나이          0.0019645  0.0007293   2.694   0.00721 **
발치난이도   -0.0151963  0.0097071  -1.565   0.11785
하악관        0.0053270  0.0137121   0.388   0.69776
---
Signif. codes:  0 '***' 0.001 '**' 0.01 '*' 0.05 '.' 0.1 ' ' 1
```

7.3 반복측정 분산분석

반복측정(repeated measurement)의 가장 간단한 형태는 3장의 3.3 대응표본에서와 같이 동일한 실험 대상에 대하여 두 번의 처리를 시간을 두고 측정한 경우이다. 여기에서는 동일한 실험 대상에 대하여 2회 이상의 반복측정을 통하여 얻어지는 자료에 대한 분산분석을 살펴 보려한다. 허명회(1999)에 따르면 실험계획에서 반복측정 설계가 단순한 실험설계보다 선호되는 이유를 소개하고 있다. 첫째는 실험에 따라서 충분한 수의 실험 대상을 확보하기가 어려운 경우가 있다. 둘째는 반복측정에선 동일 대상에 실험 처리를 하여 대상이 블록(block)이 되게 하면서 대상 간의 차이가 실험 처리 결과에 영향을 주지 않도록 하는 것이다. 다만 대상에 여러 번 반복해서 처리하고 앞서 진행된 실험 처리의 이월효과(carry-over effect) 또는 잔류효과(residual effect)를 없애기 위해 시간이 많이 걸리게 된다.

[표 7.3.1]은 16명의 남자 아동들의 나이가 8세, 10세, 12세 14세로 되어 감에 따라 턱뼈가 자라는 정도를 측정한 자료로 뇌하수체(pituitary) 중심과 익상악열(pterygomaxillary fissure) 사이의 길이(mm)를 나타내고 있다(Pottoff와 Roy, 1964). 이는 동일한 대상에 대하여 4번의 측정을 반복한 전형적인 반복측정 자료다.

[표 7.3.1] 턱뼈의 자라는 정도

대 상	나 이			
	8세	10세	12세	14세
1	26.0	25.0	29.0	31.0
2	21.5	22.5	23.0	26.5
3	23.0	22.5	24.0	27.5
4	25.5	27.5	26.5	27.0
5	20.0	23.5	22.5	26.0
6	24.5	25.5	27.0	28.5
7	22.0	22.0	24.5	26.5
8	24.0	21.5	24.5	25.5
9	23.0	20.5	31.0	26.0
10	27.5	28.0	31.0	31.5
11	23.0	23.0	23.5	25.0
12	21.5	23.5	24.0	28.0
13	17.0	24.5	26.0	29.5
14	22.5	25.5	25.5	26.0
15	23.0	24.5	26.0	30.0
16	22.0	21.5	23.5	25.0

[표 7.3.1]의 자료를 참고로 하여 n명의 실험 대상에 대해 t개의 처리를 하면 대상 i에 대한 j번째 처리의 자료값 y_{ij}에 대한 식 (7.3.1)의 수학적 모형을 세울 수 있다.

$$y_{ij} = \mu + s_i + r_j + e_{ij}, \ j = 1, \ldots, t, \ i = 1, \ldots, n \tag{7.3.1}$$

여기서 s_i는 i번째 대상의 효과이고, r_j는 처리 j번째 처리의 효과이며, 오차항 e_{ij}는 서로 독립이며 정규분포 $N(0, \sigma^2)$을 따른다.

t개의 처리 간의 비교는 다음과 같은 귀무가설과 대립가설을 검정하면 된다.

$H_0 : r_1 = r_2 = \cdots = r_t$, H_1 : 모든 r_i가 다 같은 것은 아니다.

이를 위해선 실제로 처리들의 전체 표본평균 $\bar{y}_{..}$와 i번째 대상의 평균 $\bar{y}_{i.}$에 대하여 기본 분해

$$(y_{ij} - \bar{y}_{..}) = (\bar{y}_{i.} - \bar{y}_{..}) + (y_{ij} - \bar{y}_{i.})$$

를 생각할 수 있다. 이로부터 전체 제곱합(total sum of squares, TSS), 대상간 제곱합(sum of squares between the subject, SSB)과 대상내 제곱합(sum of squares between the subject, SSW)을 정의하면 다음의 분해를 얻게 된다.

$$\begin{aligned}&\sum_{i=1}^{n}\sum_{j=1}^{t}(y_{ij}-\overline{y_{..}})^2 = t\sum_{i=1}^{n}(\overline{y}_{i.}-\overline{y}_{..})^2 + \sum_{i=1}^{n}\sum_{j=1}^{t}(y_{ij}-\overline{y}_{i.})^2\\ \Leftrightarrow\ & TSS = SSB + SSW\end{aligned} \tag{7.3.2}$$

다음으로 식 (7.3.2)의 SSW 로부터 다음과 같은 분해를 생각할 수 있다.

$$\begin{aligned}&\sum_{i=1}^{n}\sum_{j=1}^{t}(y_{ij}-\overline{y}_{i.})^2 = n\sum_{j=1}^{t}(\overline{y}_{.j}-\overline{y}_{..})^2 + \sum_{i=1}^{n}\sum_{j=1}^{t}(y_{ij}-\overline{y}_{i.}-\overline{y}_{.j}+\overline{y}_{..})^2\\ \Leftrightarrow\ & SSW = SST + SSE\end{aligned} \tag{7.3.3}$$

여기서 SST는 처리제곱합(sum of squares for the treatment)이고 SSE는 오차제곱합(sum of squares for the error)이다.

식 (7.3.2)와 식 (7.3.2)의 제곱합에서 귀무가설 $H_0 : r_1 = r_2 = \cdots = r_g$을 검정하기 위한 검정 통계량에 필요한 것은 반복 측정한 처리와 관련된 SST와 SSE로 이들 제곱합을 각각의 자유도로 나눈 값 $MST = SST/(t-1)$와 $MSE = SSE/(n-1)(t-1)$를 제곱평균(mean square)이라 한다.

따라서 $H_0 : r_1 = r_2 = \cdots = r_t$ 하에 검정통계량

$$F = \frac{MST}{MSE} = \frac{SST/(t-1)}{SSE/(n-1)(t-1)} \tag{7.3.4}$$

는 자유도 $(t-1, (n-1)(t-1))$ 인 $F-$분포를 따르며 검정통계량의 관측값 f에 대해 유의수준 α에서 귀무가설 H_0를 검정하기 위한 유의확률은 다음과 같다.

$$p-\text{값} = P[F \geq f] \tag{7.3.5}$$

일반적으로 반복측정 분산분석에서는 대상의 효과는 식 (7.3.3)의 대상내의 제곱합 분해에서 효과적으로 분리되었기 때문에 해석에서 제외된다. 추가적으로 식 (7.3.5)의

$p-$값이 유의수준 α보다 작아 귀무가설이 기각되면 4장 2절에서 언급한 R의 library (agricolae)에서 제공하는 duncan.test()나 scheffe.test()를 활용하여 다중비교를 통해 처리 간의 차이를 검정하게 된다.

보기 7.3.1 **[표 7.3.1] 턱뼈의 길이에 대한 나이별 반복측정 분산분석**

16명의 남자 아동들의 나이가 8세, 10세, 12세 14세로 되어 감에 따라 턱뼈가 자라는 정도를 반복 측정한 자료 [표 7.3.1]에 대해 나이 효과 차이에 대한 통계적 유의성에 대해 반복 측정 분산분석을 실시하라. (턱뼈 길이와 나이-반복측정분산분석.R)의 실행 [결과 7.3.1]을 참고하라.

[1] 반복측정 분산분석 모형과 귀무가설 : $H_0 : r_1 = r_2 = r_3 = r_4$

$$y_{ij} = \mu + s_i + r_j + e_{ij},\ j = 1,\ldots,4,\ i = 1,\ldots,16$$

[2] 반복측정 분산분석의 해석 :

[결과 7.3.1] (턱뼈길이와나이-반복측정분산분석.R)의 실행 결과

```
1) 반복측정 분산분석
           Df  Sum Sq   Mean Sq  F value   Pr(>F)
subject    15   200.7    13.38    4.677   2.79e-05 ***
age         3   200.5    66.84   23.369   2.86e-09 ***
Residuals  45   128.7     2.86
---
Signif. codes:  0 '***' 0.001 '**' 0.01 '*' 0.05 '.' 0.1 ' ' 1

2) 다중비교 : 던칸방법
Groups, Treatments and means
a        14      27.47
b        12      25.72
c        10      23.81
c         8      22.88
```

- [결과 7.3.1]-1) 반복측정 분산분석으로부터 나이(age)의 효과 차이는 매우 유의하다. 즉, 검정통계량 관측값 $f = 23.369$는 자유도 (3, 45)를 따르며 유의확률이 $p-$값 $= 2.86 \times 10^{-9}$로 유의수준 0.05에서 귀무가설을 기각하게 때문이다.
- 나이(8세, 10세, 12세 14세)간의 [결과 7.3.1]-2) 다중비교는 8세와 10세는 서로 차이가 없으나 이들과 나머지 연령 간에는 유의한 차이가 있음을 알 수 있다. 즉, 나이가 들수록 턱뼈의 길이가 길어짐을 보여준다.

보기 7.3.2 [표 7.3.1] 약물 투여에 따른 반응 시간의 반복측정 분산분석

6마리 쥐에 약물 투여를 각각 1, 10, 100 단위로 반복해서 실시하여 그 반응 시간을 기록하였다(Srivastava, 2002, Table 5.3.1). 약물 투여량 효과 차이에 대한 통계적 유의성에 대해 반복측정 분산분석을 실시하라. (약물투여량반응시간–반복측정분산분석.R)의 실행 [결과 7.3.2]를 참고하라.

대 상	$\log_{10}$(투여량)		
	1	10	100
1	5	10	16
2	4	9	13
3	5	9	14
4	5	9	14
5	6	11	15
6	3	9	12

[1] 반복측정 분산분석 모형과 귀무가설 : $H_0 : r_1 = r_2 = r_3$

$$y_{ij} = \mu + s_i + r_j + e_{ij},\ j = 1,2,3,\ i = 1,\ldots,6$$

[2] 반복측정 분산분석의 해석 :

[결과 7.3.2] (약물투여량반응시간–반복측정분산분석.R)의 실행 결과

```
1) 반복측정 분산분석
           Df  Sum Sq  Mean Sq  F value    Pr(>F)
subject     5   14.94     2.99    7.686  0.00332 **
dose        2  261.44   130.72  336.143  6.76e-10 ***
Residuals  10    3.89     0.39
---
Signif. codes:  0 '***' 0.001 '**' 0.01 '*' 0.05 '.' 0.1

2) 다중비교 : 던칸방법
Groups, Treatments and means
a       100      14
b       10       9.5
c       1        4.667
```

- [결과 7.3.2]–1) 반복측정 분산분석으로부터 약물 투여량(dose)의 효과 차이는 검정 통계량 관측값 f=336.143은 유의확률이 p–값$=6.76 \times 10^{-10}$로 유의수준 0.05에서 귀무가설을 기각하여 매우 유의하다.
- [결과 7.3.2]–2) 다중비교는 약물 투여량(1, 10, 100 단위) 간에 통계적으로 유의한 차이가 나며 투여량이 많을수록 반응 시간이 길어짐을 보여준다.

7.4 공분산분석

공분산분석(analysis of covariance, ANCOVA)은 5장의 회귀분석 또는 7장의 다중회귀분석과 4장의 분산분석이 결합된 형태이다. 일반적으로 실험 또는 비교연구(comparative study)에서 둘 이상의 처리를 비교할 때 연속형 반응변수 y가 동시에 연속형 교락요인(confounding factor) 또는 공변량(covariate)에 의해서 영향을 받으며 선형의 관계를 맺을 때 공분산분석을 고려한다. 이 분석은 1931년 피셔(R.A. Fisher)에 의해서 처음 사용되었는데 예를 들자면 흡연이 혈압에 미치는 효과 연구에서 나이라는 공변량을 고려해야 한다.

[표 7.4.1] 3종류의 항생제 처리에 따른 나병간균의 양

치료제 처리	A		B		C	
	전	후	전	후	전	후
자 료	11	6	6	0	16	13
	8	0	6	2	13	10
	5	2	7	3	11	18
	14	8	8	1	9	5
	19	11	18	8	21	23
	6	4	8	4	16	12
	10	13	19	4	12	5
	6	1	8	9	12	16
	11	8	5	1	7	1
	3	0	15	9	12	20
평 균	9.3	5.3	10.0	6.1	12.9	12.3

[표 7.4.1]은 나병(leprosy)의 치료법의 비교를 위하여 필리핀의 어느 병원에서 행해진 실험자료이다(Snedecor와 Cochran, 1980, Chapter 18). 치료를 위해 30명의 환자를 세 집단으로 나누고 2종류의 항생제 A, B와 생리 식염수 위약(placebo) C를 사용했고 처리 전과 수개월 동안 처리 후 나병간균을 각각 측정하였다. 먼저 [보기 7.4.1]에서는 세 가지 처리 후 나병간균의 양 효과를 비교하는 방법으로 4장의 분산분석을 고려할 수 있겠다. 이를 위해 [표 7.4.1]에서 처리 i에 대한 j번째 자료값을 y_{ij}에 대한 식 (7.4.1)의 수학적 모형을 세울 수 있다.

$$y_{ij} = \mu_i + e_{ij},\ j = 1,\ldots,10,\ i = 1,2,3 \tag{7.4.1}$$

여기서 μ_i는 i번째 처리에 대한 효과(effect)로 평균 반응을 나타내고 오차항 e_{ij}는 서로 독립이며 정규분포 $N(0, \sigma^2)$을 따른다. 이 식의 일반적인 경우는 4장의 식 (4.2.10)에 정의되어 있다.

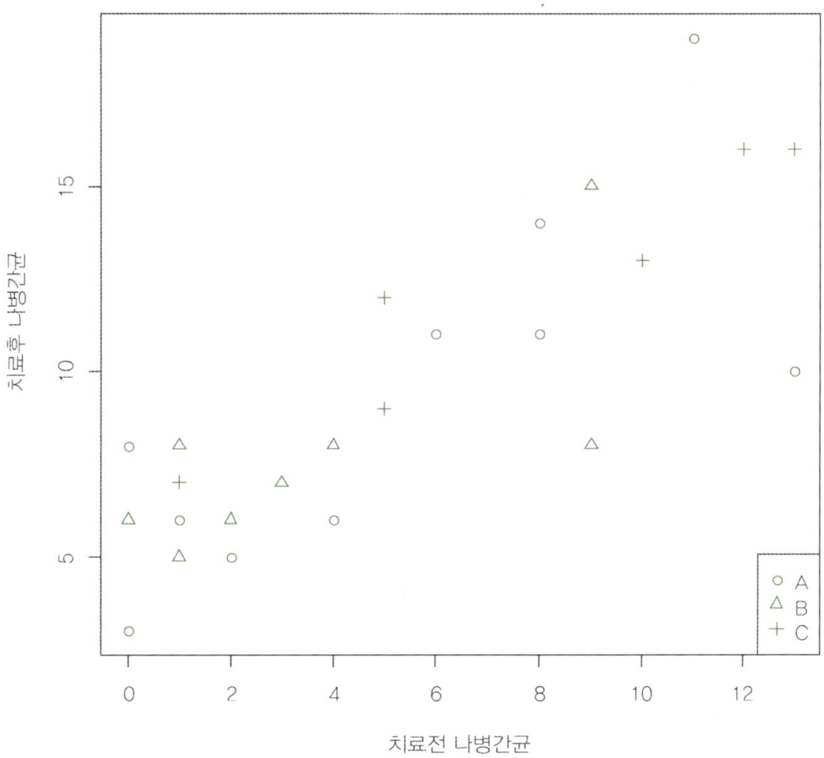

[그림 7.4.1] **치료제 처리 후 반응변수 y와 공변량 x간의 산점도**

그러나 식 (7.4.1)의 모형에 치료 전의 환자들의 나병간균의 양과 같이 영향을 주는 공변량 x를 선형적으로 고려한다면

$$y_{ij} = \mu_i + \gamma x_{ij} + e_{ij},\ j = 1,\ldots,10,\ i = 1,2,3 \tag{7.4.2}$$

가 된다. [그림 7.4.1]은 치료제(A, B, C) 처리 후 반응변수 y와 공변량 x간의 산점도를

통해 식 (7.4.2)에서 설정한 이들 간의 선형적인 관계를 확인할 수 있다.

공변량의 효과가 처리효과를 비교하는 미치는 영향을 수리적으로 이해하기 위해서 식 (7.4.2)에서 1번째와 2번째 처리의 효과를 비교하기로 하자. 이를 위해

$$y_{1j} = \mu_1 + \gamma x_{1j} + e_{1j}$$

$$y_{21} = \mu_2 + \gamma x_{2j} + e_{2j}$$

를 고려하자. 실제 처리 효과는 반응변수의 평균에 의해서 이루어지므로 이들의 평균을 각각 구하면 다음과 같다.

$$\overline{y_{1.}} = \mu_1 + \gamma \overline{x_{1.}} + \overline{e_{1.}}$$

$$\overline{y_{2.}} = \mu_2 + \gamma \overline{x_{2.}} + \overline{e_{2.}}\ .$$

따라서 $E\left(\overline{y_{1.}} - \overline{y_{2.}}\right) = \mu_1 - \mu_2 + \gamma\left(\overline{x_{1.}} - \overline{x_{2.}}\right)$로부터 실제 처리 효과의 추정은

$$\widehat{\mu_1} - \widehat{\mu_2} = \overline{y_{1.}} - \overline{y_{2.}} - \hat{\gamma}\left(\overline{x_{1.}} - \overline{x_{2.}}\right) \tag{7.4.3}$$

로 반응변수의 평균 차와 편의(bias) $\hat{\gamma}\left(\overline{x_{1.}} - \overline{x_{2.}}\right)$로 이루어진다. 편의는 공변량인 치료 전의 환자들의 나병간균에 의해서 발생한 두 그룹 간의 교락효과인 셈이다.

일반적으로 식 (7.4.2)를 확장하자면 t개의 처리에 대하여 각각 실험 대상이 n_1, n_2, ..., n_t 개의 실험에서 처리 i에 대한 j번째 자료값 y_{ij}에 대해 공변량 x_{ij}를 고려하면 다음과 같다.

$$y_{ij} = \mu_i + \gamma x_{ij} + e_{ij},\ j = 1,\ ...,\ n_i,\ i = 1, ..., t$$

공분산분석은 처리들의 반응변수와 공변량의 전체 표본평균 $\overline{y}_{..}$와 $\overline{x}_{..}$, i번째 대상의 평균 $\overline{y}_{i.}$와 $\overline{x}_{i.}$에 대하여 같은 구조의 각각의 기본 분해

$$\left(y_{ij} - \overline{y}_{..}\right) = \left(\overline{y}_{i.} - \overline{y}_{..}\right) + \left(y_{ij} - \overline{y}_{i.}\right)$$

$$(x_{ij} - \overline{x}_{..}) = (\overline{x}_{i.} - \overline{x}_{..}) + (x_{ij} - \overline{x}_{i.})$$

로부터 시작한다. 전체제곱합(total sum of squares, TSS), 처리간 제곱합(sum of squares between the treatment, SSB)과 대상내 제곱합(sum of squares within error, SSW)을 정의하면 다음과 같은 세 종류의 분해를 얻게 된다.

$$\begin{aligned} \sum_{i=1}^{t}\sum_{j=1}^{n_i}(y_{ij} - \overline{y_{..}})^2 &= \sum_{i=1}^{t} n_i(\overline{y}_{i.} - \overline{y}_{..})^2 + \sum_{i=1}^{t}\sum_{j=1}^{n_i}(y_{ij} - \overline{y}_{i.})^2 \\ \Leftrightarrow \quad TSS_y &= SSB_y + SSW_y \end{aligned} \quad (7.4.4)$$

$$\begin{aligned} \sum_{i=1}^{t}\sum_{j=1}^{n_i}(x_{ij} - \overline{x_{..}})^2 &= \sum_{i=1}^{t} n_i(\overline{x}_{i.} - \overline{x}_{..})^2 + \sum_{i=1}^{t}\sum_{j=1}^{n_i}(x_{ij} - \overline{x}_{i.})^2 \\ \Leftrightarrow \quad TSS_x &= SSB_x + SSW_x \end{aligned} \quad (7.4.5)$$

$$\begin{aligned} \sum_{i=1}^{t}\sum_{j=1}^{n_i}(x_{ij} - \overline{x_{..}})(y_{ij} - \overline{x_{..}}) &= \sum_{i=1}^{t} n_i(\overline{x}_{i.} - \overline{x}_{..})(\overline{y}_{i.} - \overline{y}_{..})^2 + \sum_{i=1}^{t}\sum_{j=1}^{n_i}(x_{ij} - \overline{x}_{i.})(y_{ij} - \overline{y}_{i.})^2 \\ \Leftrightarrow \quad TSS_{xy} &= SSB_{xy} + SSW_{xy} \end{aligned} \quad (7.4.6)$$

다음으로 오차제곱합(sum of squares for the error, SSE)과 처리제곱합(sum of squares for the treatment, SST)은 각각 식 (7.4.4) ~ 식 (7.4.6)으로 부터

$$SSE = SSW_y - \frac{SSW_{xy}^2}{SSW_x}$$

$$SST = SSB_y - \frac{TSS_{xy}^2}{TSS_x} + \frac{SSW_{xy}^2}{SSW_x}$$

이다. 그리고 제곱평균(mean square)은 $MST = SST/(t-1)$와 $MSE = SSE/(n-t-1)$로 $n = n_1 + \cdots + n_t$이다.

따라서 $H_0 : \mu_1 = \mu_2 = \cdots = \mu_t$ 하에 검정통계량

$$F = \frac{MST}{MSE} = \frac{SST/(t-1)}{SSE/(n-t-1)} \tag{7.4.7}$$

는 자유도 $(t-1, n-t)$인 F-분포를 따르며 검정통계량의 관측값 f에 대해 유의수준 α에서 귀무가설 H_0를 검정하기 위한 유의확률은 다음과 같다.

$$p-\text{값} = P[F \geq f] \tag{7.4.8}$$

끝으로 식 (7.4.3)에서 공변량의 계수 γ의 추정은 다음에 의해서 계산된다.

$$\hat{\gamma} = \frac{SSW_{xy}}{SSW_x}.$$

분산분석과 공분산분석에서 t개의 처리효과에 대한 귀무가설 $H_0 : \mu_1 = \mu_2 = \cdots = \mu_t$은 동일하나 각각의 검정통계량 식 (4.2.6)와 식 (7.4.7)의 분자인 SST는 다소 다른 제곱합으로 이루어져 있다. 이를 구분하자면 SST를 분산분석은 SS(처리)로 공분산분석의 경우 공변량을 효과를 고려한 SS(처리|공변량)으로 이루어진다. 즉, 공분산분석의 모형에 관련된 제곱합 SS(처리, 공변량)은 다음과 같이 분해된다.

$$SS(\text{처리, 공변량}) = SS(\text{공변량}) + SS(\text{처리|공변량}) \tag{7.4.9}$$

일반적으로 실험에서는 사전에 각 집단의 동질성을 확보가 중요하다. [표 7.4.1]의 자료도 사전에 환자들의 나병간균 양의 정도에 따라 집단의 동질성을 확보하지 못한 상황이다. 이럴 경우 사후 처리의 비교에 대한 보정 기법으로 공분산분석을 활용해야 한다. 먼저 [보기 7.4.1]에서 3종류의 치료제의 효과 비교를 공변량을 고려하지 않은 모형식 (7.4.1)의 분산분석을 시행하려 한다. [보기 7.4.2]에는 [보기 7.4.1]에서 고려하지 않은 환자들의 사전 나병균의 양을 측정하여 세 집단의 동질성을 사후 보정하는 공분산분석을 보여주려 한다. 이를 위한 [R-코드 7.5.4](나병간균-3가지치료제전후-분산분석-공분산분석.R)는 7.5절에서 제공하며 여기서는 그 결과만 먼저 인용하여 사용하고자 한다.

보기 7.4.1 나병 환자의 3종류 치료제에 대한 분산분석

나병 환자를 치료하기 위한 항암제 2 종류(A, B)와 위약(C)을 치료제로 일정 기간사용 후 나병간균의 양을 반응변수하는 치료제 효과에 대한 검정인 분산분석을 유의수준 0.05에서 시행하라.

[1] 3종류의 나병 치료제(A, B, C)의 효과에 대해 다음과 같은 귀무가설을 세울 수 있다.

$$H_0 : \mu_A = \mu_B = \mu_C$$

[2] $H_0 : \mu_A = \mu_B = \mu_C$을 $F-$검정하기 위한 일원 분산분석표는 다음과 같다.

```
Analysis of Variance Table

Response: after
            Df  Sum Sq  Mean Sq  F value  Pr(>F)
trt          1   245.0  245.000   6.5728 0.01601 *
Residuals 28  1043.7   37.275
---
Signif. codes:  0 '***' 0.001 '**' 0.01 '*' 0.05 '.' 0.1 ' ' 1
```

[3] 치료제인 처리(trt)에 대한 SS(처리)의 유의확률 0.01601은 유의수준 0.05에서 귀무가설을 기각하여 치료제의 효과가 다르다는 결론이다. 이는 단순히 치료제 처리 후 나병간균 양의 평균(5.3, 6.1, 12.3)을 보아도 차이가 남을 알 수 있다.

보기 7.4.2 나병 환자의 3종류 치료제에 대한 공분산분석

[보기 7.4.1]에서 나병간균의 양에 영향을 미치는 치료 전 나병간균의 양을 공변량으로 고려한 후 처리효과를 검정하는 공분산분석을 실시하라.

[1] 귀무가설 : $H_0 : \mu_A = \mu_B = \mu_C$

[2] 공분산분석을 위한 분산분석표는 다음과 같다.

```
1) 분산분석표
            Df  Sum Sq   Mean Sq  F value   Pr(>F)
before       1   802.9    802.9   49.914 1.35e-07 ***
trt          1    51.4     51.4    3.196    0.085.
Residuals   27   434.3     16.1
---
Signif. codes:  0 '***' 0.001 '**' 0.01 '*' 0.05 '.' 0.1 ' '
```

```
2) 공분산 모형의 추정된 계수
(Intercept)       before          trt
  -6.282387     1.006877     1.687622
```

[3] 공변량(before) 효과를 고려하여 보정 한 후에도 치료제 처리(trt)에 대한 SS (처리|공변량) 유의확률 0.085는 유의수준 0.05에서 귀무가설을 기각하지 못해 치료제의 효과 차이가 없다는 사실이다. 이는 분산분석의 결과와 정반대의 경우이다.

[4] 실제 공변량(before)의 SS(공변량)의 유의확률 1.35×10^{-7}은 반응변수 나병간균의 양에 매우 중요한 영향을 미치는 설명변수이다.

[5] 공변량 보정 후 3가지 처리제의 평균 차이 : 식 (7.4.3)을 참고로 [2]−2)로 부터 공변량(before)의 추정계수는 $\hat{\gamma} = 1.007$로 효과를 고려한다면 다음과 같다.

A와 B : $\widehat{\mu_A} - \widehat{\mu_B} = \overline{y_{A.}} - \overline{y_{B.}} - \hat{\gamma}\left(\overline{x_{A.}} - \overline{x_{B.}}\right) = (5.3 - 6.1) - 1.007(9.3 - 10.0)$
$= -0.8 + 0.7 = -0.1$

A와 C : $(5.3 - 12.3) - 1.007(9.3 - 12.9) = -7 + 3.6 = -3.4$

B와 C : $(6.1 - 12.3) - 1.007(10.0 - 12.9) = -3.28$

보기 7.4.3 복치 후향적 연구 [보기 1.1.1]에서 기술통계의 예

[보기 3.2.4]에서 5세~18세의 남자 48명과 여자 54명의 콘빔 CT 이미지로부터 유도된 부피를 조사한 결과 골밀도(sempe maturation level, SML)에 영향을 미치는 2, 3, 4번째 경추의 부피(volume)는 남자가 여자보다 더 크다고 알려져 있다. 여기서는 성별 간의 골성숙의 차이에 대한 분산분석과 골성숙에 영향을 미치는 부피를 공변량으로 하는 공분산분석의 결과를 비교하라. 이를 위한 [R−코드](골밀도 남녀간 차이−경추부피−분산분석−공분산분석.R)를 참고하라.

[1] 골밀도의 분산분석 : 귀무가설 $H_0 : \mu_{남} = \mu_{여}$

귀무가설을 F−검정하기 위한 일원 분산분석표는 다음과 같다.

```
    Analysis of Variance Table

Response: sml
           Df Sum Sq Mean Sq  F value    Pr(>F)
sex         1   6533  6533.4   9.5071 0.002652 **
Residuals  99  68034   687.2
---
Signif. codes:  0 '***' 0.001 '**' 0.01 '*' 0.05 '.' 0.
```

[2] 성별(sex)에 대한 SS(성별)의 유의확률 0.0027은 유의수준 0.05에서 귀무가설을 기각하여 남녀의 효과가 골밀도에 미치는 영향이 다르다는 결론이다. 이는 골밀도의 남녀 간의 평균(48.863, 56.968)을 보아도 차이가 -16.105로 제법난다.

[3] 공변량(volume) 효과를 고려한 공분산분석 : 귀무가설 H_0 : $\mu_{남} = \mu_{여}$

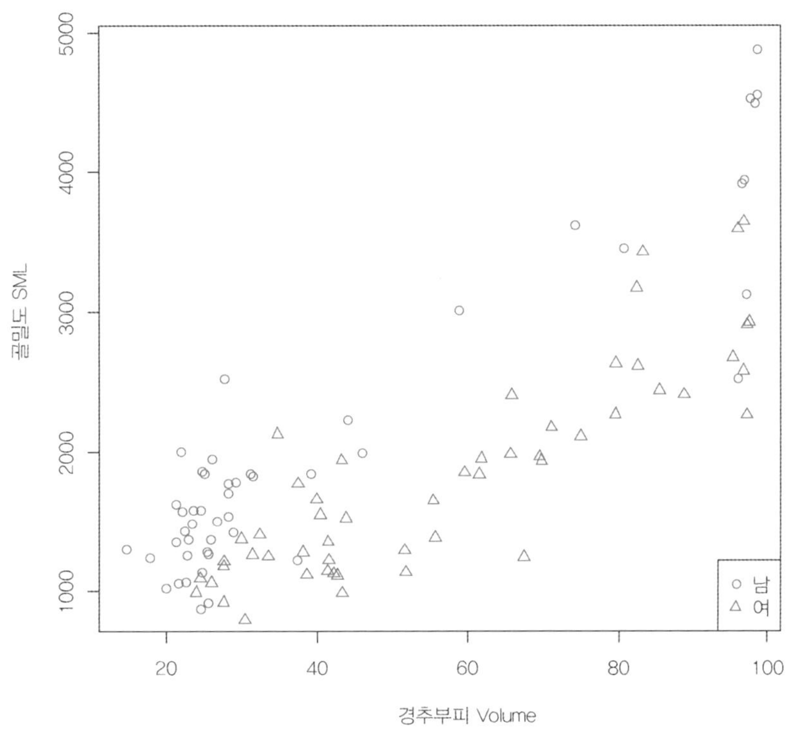


```
1) 분산분석표
            Df Sum Sq Mean Sq   F value  Pr(>F)
volume       1  48972   48972   353.0  < 2e-16 ***
sex          1  12000   12000    86.5 3.99e-15 ***
Residuals   98  13595     139
---
Signif. codes:  0 '***' 0.001 '**' 0.01 '*' 0.05 '.' 0.1

2) 공분산 모형의 추정된 계수
(Intercept)       volume          sex
-11.78806554   0.02553481   22.00180038
```

[4] 공변량(volume) 효과보정한 후에도 성별(sex)에 대한 SS(성별|공변량)의 유의확률 3.99×10^{-15}은 유의수준 0.05에서 귀무가설을 기각하여 남여의 효과차이가 있음을 말

해 준다. 이는 분산분석의 결과와 동일하다.

[5] 실제 공변량(volume)의 SS(공변량)의 유의확률 2×10^{-16}은 반응변수인 골밀도에 매우 중요한 영향을 미치는 설명변수이다.

[6] 공변량(volume) 보정 후 성별간의 골밀도 평균 차이 : 공변량(volume)의 추정계수는 $\hat{\gamma} = 0.026$로 원래 공변량을 고려하지 않은 골밀도 차이는 -16.15이나 공변량의 효과가 반영되어 차이가 37.28% 더 늘었다.

$$\text{남 여} : \widehat{\mu_{남}} - \widehat{\mu_{여}} = \overline{y_{남.}} - \overline{y_{여.}} - \hat{\gamma}\left(\overline{x_{남.}} - \overline{x_{여.}}\right)$$
$$= 40.863 - 56.968 - 0.026(2061.913 - 1830.998)$$
$$= -16.105 - 6.004 = -22.109$$

지금까지 공분산분석을 이해하는 관점에서 공변량이 하나이고 반응변수에 선형적이면서 처리별 동일한 공변량 계수를 가지는 공분산 분산분석을 위한 모형을 고려하였다. 그러나 실험에 따라 공변량이 둘 이상인 경우와 처리별 서로 다른 공변량 계수를 가지는 모형도 고려할 수 있다(최용석과 김석우, 2001, 5장).

7.5 R - 코드 실습

R에서 다중회귀분석을 위한 함수 lm()을 사용하고, 로지스틱회귀모형을 위해서는 함수 glm()을 사용한다. 분산분석은 함수 anova(lm())과 aov()를 사용할 수 있으며 이미 4장을 통해 잘 알고 있고 공분산분석을 위한 함수는 aov()이다. 이들 모두가 함수에서

반응변수 ~ (공변량 +) 설명변수1 + 설명변수2 + ⋯ + 설명변수p

모형에 바탕을 둔다. 특히, 반응변수의 관측 값은 다중회귀분석에서는 연속형이고 로지스틱회귀모형에서는 이항형이며 분산분석과 공분산분석에서는 연속형이다. 설명변수는 이항형과 연속형 모두가 가능하며 공변량은 연속형이다.

특히 반복 측정분산분석에서 다중비교를 위해 library(agricolae)의 duncan.test() 함수를 활용한다.

[실습 7.5.1] [R－코드 7.5.1](심장박동수자료－다중회귀모형.R)은 [보기 7.1.1]에서 달리기 전후 심장심장 박동수 차이 y에 영향을 주는 요인 무엇인지를 보여주는 다중회귀모형 적합을 위한 것이다. 자료 [표 1.3.1](pulse.txt)로 분석에 적합하도록 흡연(1＝흡연자, 0＝비흡연자), 성별(1＝남자, 0＝여자), 운동량(0＝적음, 0＝보통, 1＝많음)을 변환하였다. R에서 다중회귀분석을 위한 함수 lm()을 사용한다. 추가적으로 [R－코드 7.5.1]의 ## 다중 회귀모형의 적합에는 다음과 같이 두 가지 모형을 제공하고 있다.

model1＝lm(y～달리기＋흡연＋성별＋운동량＋키＋몸무게)
model2＝lm(y～달리기＋키).

실제 적합된 다중회귀모형 modle1은 [결과 7.1.1]에 있는 데

$$\hat{y} = 98.023 + 18.587\text{달리기} + 0.870\text{흡연} + 6.520\text{성별} + 2.044\text{운동량} - 0.518\text{키} - 0.215\text{몸무게}$$

로부터 유의수준 5%에서 유의하지 않은 흡연(p－값 ＝ 0.7451), 성별(p－값 ＝ 0.1863), 운동량(p－값 ＝ 0.4603), 몸무게(p－값 ＝ 0.1496)를 제외한 달리기(p－값 ＝ 0.0117)와 키(p－값 ＝ 0.0418)에 대한 다중회귀모형 model2에 대한 적합된 모형은

$$\hat{y} = 75.917 + 23.002\text{달리기} - 0.465\text{키}$$

이다.

[R－코드 7.5.1] **[보기 7.1.1] 심장 박동수 자료의 다중회귀모형**

```
##[보기 7.1.1] 심장 박동수 자료의 다중회귀분석
setwd("E:/R_기초통계학/R-codes")
data1.3.1<-read.table("pulse.txt", header=T)
x<-data1.3.1
## 변수 변환
y=x$pulse2-x$pulse1
y
키=x$height
몸무게=x$weight
달리기=as.numeric(x$ran<=1)
흡연=as.numeric(x$smokes<=1)
성별=as.numeric(x$gender<=1)
```

```
운동량=as.numeric(x$activity>=3)

## 다중 회귀모형의 적합
model1 =lm(y~달리기+흡연+성별+운동량+키+몸무게)
summary(model1)
model2=lm(y~달리기+키)
summary(model2)
```

[실습 7.5.2] [R－코드 7.5.2](매복치발치후합병증발생－부종여부－로지스틱회귀모형.R)은 [보기 7.2.1]의 [결과 7.2.1]을 제공한다. 특히, [표 1.3.2](molar.txt)는 매복치 발치 자료로 발치 후 동반 합병증 PC 가운데 심한 동통 및 부종 PC5 발생 여부(1＝발생, 0＝발생하지 않음)에 대하여 영향을 주는 요인으로 성별 sex(1＝남자, 0＝여자), 나이 age(6세~75세), 발치 난이도 Di(1~3 : 보통 이하, 4 : 약간 어려움, 5 : 매우 어려움), 발치 난이도 예측지수 PI(1~2 : very easy, 3~4 : minimal, 5~7 : moderately, 8~10 : very difficult)를 고려하였다. 합병증(동통 및 부종) 발생 여부 y에 대한 로지스틱 회귀모형을 설정하고 적합한 것이다. R에서는 로지스틱회귀모형을 위해서는 함수 glm()을 사용하고 적합된 모형의 결과는 summary()에 의해 [결과 7.2.1]을 제공한다.

[R－코드 7.5.2] **[보기 7.2.1] 매복치 발치 후 합병증 발생 여부에 대한 로지스틱회귀모형**

```
## [보기 7.2.1] 매복치 발치 후 합병증 발생 여부에 대한 로지스틱회귀모형
setwd("E:/R_기초통계학/R-codes")
#### original data(826x34) ####
data1.3.2 <- read.table("molar.txt", header=T)
data<-data1.3.2
data

## [표 1.3.2] 매복치자료
발치후합병증=data$PC5 # 심한 동통및 부종
발치난이도=data$Di # 1~5
발치난이도예측지수 = data$PI # 1~10
나이= data$age # 6세~75세
성별=data$sex # 1=난자, 0=여자
x1<-cbind(발치후합병증, 성별,  나이, 발치난이도, 발치난이도예측지수)
x1
glm=glm(발치후합병증~성별+나이+발치난이도+발치난이도예측지수)
summary(glm)
```

[실습 7.5.3] [R－코드 7.5.3](턱뼈길이와나이－반복측정분산분석.R)는 [보기 7.3.1]의 [결과 7.3.1]을 제공한다. 이는 16명의 남자 아동들의 나이(8세, 10세, 12세 14세)에 따라 턱뼈가 자라는 정도를 반복 측정한 자료 [표 7.3.1]에 대해 나이 효과 차이에 대한 반복측정 분산분석을 실시한 것이다. R에서는 반복측정 분산분석을 위해 함수 aov()를 활용하고 t개의 처리 간의 귀무가설 $H_0: r_1 = r_2 = \cdots = r_t$이 기각이 되었을 때 처리 간의 효과의 다중비교를 위해 library(agricolae)의 duncan.test()나 scheffe.test()에 의해서 던칸(Duncan)과 세페(Scheffe) 방법을 적용할 수 있다.

[R－코드 7.5.3] **[보기 7.3.1] 턱뼈의 길이에 대한 나이별 반복측정 분산분석**

```
##[보기 7.3.1] 16세 남자 아동들의 턱뼈 길이에 대한 나이에 따른 반복측정 분산분석
setwd("E:/R_기초통계학/R-codes")
mydata <- read.table("남자턱뼈길이.txt", header=TRUE)
mydata
mydata$age <- factor(mydata$age)
mydata$subject <- factor(mydata$subject)
mydata$length
## Repeated measurement ANOVA
fit=aov(length~subject+age, data=mydata)
summary(fit)

## Multiple Comparison
library(agricolae)
duncan.test(fit, "age", console=T)
##scheffe.test(fit, "age", console=T)
```

[실습 7.5.4] [R－코드 7.5.4](나병간균－3가지치료제전후－분산분석－공분산분석.R)는 [보기 7.4.1]과 [보기 7.4.2]에서 제공되는 나병 환자의 3종류 치료제(A, B, C)에 대해 공변량을 고려하지 않은 분산분석과 이를 고려한 공분산분석의 결과를 제공한다. R에서 분산분석은 함수 anova(lm())을 사용함은 이미 4장을 통해 잘 알고 있고 공분산분석을 위한 함수는 aov()이다. 다만 다음과 같이 공변량(before)이 모형에서 설명변수로 제일 먼저 설정되어야 한다.

aov(after ~before + trt, data = x) # 공변량이 먼저

더불어 공변량(before)의 효과를 보기 위해서 [R－코드 7.5.4]에서 ## ANCOVA의

coef(fit)가 제공하는 공분산모형의 추정된 계수로부터 공변량(before)의 추정계수는 $\hat{\gamma}$를 구할 수 있다. ## 처리별 변수 평균의 aggregate() 함수를 활용하여 처리별 반응변수와 공변량 변수의 평균을 얻게 되어 공변량 보정 후 처리 간의 평균 차이를 살펴 볼 수 있다. 특히 ## scatter plot : 반응변수와 공변량에서는 처리간의 공변량이 반응변수에 같은 기울기로 선형적인 관계를 보이는지를 사전에 탐색적으로 살펴보기 위한 것이다.

[R－코드 7.5.4] **[보기 7.4.1]과 [보기 7.4.2] 나병 환자의 3종류 치료제에 대한 분산분석과 공분산분석**

```
## [보기 7.4.1]-[보기 7.4.2] 3종류 항암제 치료 후 나병간균 양: 치료 전 나병균 양(공변량)
setwd("E:/R_기초통계학/R-codes")
data<-read.table("나병치료균양.txt", header=T)
x<-data
trt=x$trt
## 처리별 변수 평균
aggregate(x[, 2:3], by=list(trt), FUN=mean)

## ANOVA
anova(lm(after ~ trt, data=x))

## scatter plot : 반응변수와 공변량
plot(x$after[trt == '1'], x$before[trt == '1'], xlab='치료전 나병간균',
ylab='치료후 나병간균', pch=1)
points(x$after[trt == '2'], x$before[trt == '2'],  pch=2)
points(x$after[trt == '3'], x$before[trt == '3'], pch=3)
legend("bottomright", c("A", "B", "C"), pch=c(1,2,3))

## ANCOVA
fit=aov(after ~  before + trt, data = x) # 공변량이 먼저
summary(fit)
coef(fit)# 공분산모형의 추정된 계수
```

7.6 논문에서의 활용

[논문 제목] Cervical Vertebral Body's Volume as a New Parameter for Predicting the Skeletal Maturation Stages
경추의 부피를 새로운 파라미터로 사용하여 골성숙 단계 예측

Research Article

Cervical Vertebral Body's Volume as a New Parameter for Predicting the Skeletal Maturation Stages

Youn-Kyung Choi,[1] Jinmi Kim,[2] Tetsutaro Yamaguchi,[3] Koutaro Maki,[3] Ching-Chang Ko,[4] and Yong-Il Kim[1,5,6]

[1] *Department of Orthodontics, Biomedical Research Institute, Pusan National University Hospital, Gudeokro 179, Busan 602739, Republic of Korea*
[2] *Department of Biostatistics, Clinical Trial Center, Pusan National University Hospital, Busan 602739, Republic of Korea*
[3] *Department of Orthodontics, School of Dentistry, Showa University, Tokyo 1458515, Japan*
[4] *Department of Orthodontics, School of Dentistry, University of North Carolina, Chapel Hill, NC 27599, USA*
[5] *Dental Research Institute, Pusan National University Dental Hospital, Yangsan 626787, Republic of Korea*
[6] *Institute of Translational Dental Sciences, Pusan National University, Busan 602739, Republic of Korea*

Correspondence should be addressed to Yong-Il Kim; kimyongil@pusan.ac.kr

Received 29 February 2016; Revised 27 April 2016; Accepted 10 May 2016

Academic Editor: Roberto Cameriere

This study aimed to determine the correlation between the volumetric parameters derived from the images of the second, third, and fourth cervical vertebrae by using cone beam computed tomography with skeletal maturation stages and to propose a new formula for predicting skeletal maturation by using regression analysis. We obtained the estimation of skeletal maturation levels from hand-wrist radiographs and volume parameters derived from the second, third, and fourth cervical vertebrae bodies from 102 Japanese patients (54 women and 48 men, 5–18 years of age). We performed Pearson's correlation coefficient analysis and simple regression analysis. All volume parameters derived from the second, third, and fourth cervical vertebrae exhibited statistically significant correlations ($P < 0.05$). The simple regression model with the greatest R-square indicated the fourth-cervical-vertebra volume as an independent variable with a variance inflation factor less than ten. The explanation power was 81.76%. Volumetric parameters of cervical vertebrae using cone beam computed tomography are useful in regression models. The derived regression model has the potential for clinical application as it enables a simple and quantitative analysis to evaluate skeletal maturation level.

[내용] 연구의 목적은 2, 3, 4번째 경추의 콘빔 CT 이미지로부터 유도된 체적 파라미터와 골성숙도와의 관계를 알아보고 골 성숙을 예측하기 위한 새로운 공식을 제안하고자 하는 것이다. 골성숙도는 수완부사진(손의 골격을 보여주는 방사선 사진)을 통해 추정하였고, 2, 3, 4번 경추의 체적 파라미터는 5~18세의 102명(여자 54명, 남자 48명)의 일본 환자에서 얻었다.

특히, 골밀도(y)와 경추의 부피(x)의 단순회귀모형은 이미 [R-코드 5.6.1](논문-경추부피와골밀도-회귀분석)과 [결과 5.6.1]에서 살펴보았다. 남녀 간의 골밀도를 비교하는데 경추의 부피를 공변량으로 고려하는 공분산분석은 이미 [보기 7.4.3]에서 살펴보았다. 여기서는 골밀도(y)와 경추의 부피와 성별(남여)를 고려한 다중회귀분석을 진행하고 이를 위한 [R-코드 7.6.1](논문-경추부피성별과골밀도-다중회귀분석.R)과 [결과 7.6.1]을 참고 바란다.

[R-코드 7.6.1] **경추의 부피, 성별과 골밀도의 다중회귀분석**

```
## 7.6 논문의 활용: 경추 부피와 성별을 고려한 골밀도의 다중회귀분석
## 반응변수: SML(골밀도) 설명변수 :C4 Volume(경추부피), Sex(성별)
#x1: female c4 volume
x1<-c(3175.04,2173.42,1222.77,1129.84,2129,1940.01,1953.52
,1295.41,1774.34,1982.5,2580.49,3599.95,2931.02,1061.85,1265,2409.02
,1838.68,1408.2,993.54,2677.69,1217.87,798.59,2442.86,1525.18,1551.43
,3434.7,1250.67,2413.03,1385.34,1375.47,2111.8,1113.61,1092.93,1658.92
,1182.73,1649.86,2260.97,986.51,2635.57,2616.12,923.159,1357.24,1855.41
,1134.45,1934.92,2910.56,3650.48,1144.99,1282.45,1120.97,2267.67,1968.25
,1246.9)
#x2: male c4 volume
x2<-c(1430.76,2527.92,1783.5,1632.93,2524.71,1503.96,1270.35,1948.16,1379.97
,1867.94,4505.44,1581.22,1847.15,4534.22,1587.6,1063.01,1828.19,2002.97
,3951.51,1265.57,1588.33,1997.94,3129.65,1372,1310.26,1712.29,1071.12
,3018.42,1359.12,1850.21,1286.25,920.147,2235.47,1541.63,1486.46,4563.95
,1141.63,3629.31,1780.6,1247.37,4889.68,876.801,3926,1226.19,1022.62
,1438,3466.05,1847.26)
#c4: total c4 volume
volume<-c(x1,x2)

# y1: female Sempe maturation level(SML)
y1<-c(82.3,71.1,41.4,42.,34.6,43.1,61.8,51.5,37.3,65.6,96.7,95.9,97.6,25.8
,31.3,65.8,61.5,32.2,23.8,95.3,27.5,30.3,85.4,43.7,40.2,83.2,33.4,88.7,55.6
,29.8,75,42.5,24.4,39.8,27.4,55.4,97.3,43.2,79.6,82.5,27.4,41.3,59.6,51.7,69.8
,97.2,96.8,41.2,38,38.4,79.5,69.5,67.4)
# y2: male Sempe maturation level(SML)
y2<-c(28.6,27.5,28.9,21.1,95.9,26.5,25.4,25.8,25.6,24.5,98.3,21.9,24.9,97.6
,24.3,21.5,31.2,21.8,96.8,22.6,23.4,45.8,97.1,22.8,14.5,27.9,22.4,58.7,21.1
,38.9,25.2,25.3,43.8,28,23.2,98.5,24.5,74.1,27.9,17.6,98.5,24.3,96.4,37.2,19.8
,22.3,80.5,31)
#sml: total sml
sml<-c(y1,y2)
#성별
sex<-c(x1/x1,x2*0) #female=1, male=0

# 자료 및 집단별 변수 평균
data=data.frame(volume, sml, sex)

# 다중회귀분석
fit=lm(sml~sex + volume + sex*volume)
summary(fit)
```

[결과 7.6.1] [R-코드 7.6.1]의 수행 결과

```
Coefficients:
             Estimate Std. Error  t value  Pr(>|t|)
(Intercept) -11.788066  3.155021  -3.736 0.000314 ***
sex          22.001800  2.365626   9.301 3.99e-15 ***
volume        0.025535  0.001289  19.810 < 2e-16 ***
---
Signif. codes:  0 '***' 0.001 '**' 0.01 '*' 0.05 '.' 0.1 ' ' 1

Residual standard error: 11.78 on 98 degrees of freedom
Multiple R-squared:  0.8177,     Adjusted R-squared:  0.814
F-statistic: 219.8 on 2 and 98 DF,  p-value: < 2.2e-16
```

[결과 해석]

1) 적합된 다중회귀모형 : 반응변수 골밀도(y)에 대하여 Coefficients:로 부터

$$\hat{y} = -11.788 + 22.002 sex + 0.026 volume$$

2) 결정계수 및 모형의 유의성 : $R^2 = 0.8177$이고 검정 통계량의 관측값 $f = 219.8$는 유의확률 $p-$값 $= 2.2 \times 10^{-16}$에 의해서 유의수준 5%에서 모형이 매우 적합함을 보여준다. [결과 7.6.1]의 Multiple R-squared, F-statistic, p-value를 참고 바람.

3) 성별(sex)이 여성인 경우(1) 남성(0)에 비해 $\hat{b_1} = 22.002$ 만큼 골밀도가 높음을 보인다. 이 변수는 귀무가설 $H_0 : b_1 = 0$를 유의수준 5%에서 기각하기에 충분한 $p-$값 $= 3.99 \times 10^{-15}$로 통계적으로 유의하다.

4) 경추부피(volume)가 클수록 골밀도가 높으며 이는 다중회귀모형에서 통계적으로 매우 유의하다($p-$값 $= 2 \times 10^{-16}$).

CHAPTER 08

비모수 통계분석

8.1 비모수 방법

한 집단을 포함하여 여러 집단의 모평균 또는 모비율 비교는 가설 검정에 의해서 이루어진다. 이러한 방법을 모수 방법(parametric method)이라 한다. 이때 집단을 나타내는 표본이 최소한 근사적으로 정규분포를 따라야 검정 통계량은 정규분포, $t-$분포, $F-$분포, 카이제곱 분포에 의해 만들어 진다.

그러나 표본이 어떤 분포에서 나왔는지를 모르는 경우 표본의 수 n이 30보다 커서 중심극한정리에 의해서 근사적으로 정규분포를 만족할 경우를 제외하고 표본의 수가 작으면서 분포를 가정할 수 없는 경우가 있다. 이때 표본의 관측값의 부호(sign) 또는 순위(rank)에 기초한 점수(score)를 이용한 검정통계량을 만들어 분포무관(distribution free)한 방법을 사용하면 된다. 이러한 방법을 비모수 방법(nonparametric method)이라 한다. 비모수방법의 가설 검정 절차는 모수방법과 동일하며 검정통계량의 관측값에 대해 대립가설의 형태에 따라 유의확률 $p-$값을 계산하게 된다.

비모수 방법은 회귀분석, 일반화 선형모형, 범주형 자료분석 등에는 쉽게 모두 적용되는 것은 아니다. 일반적으로 집단의 모평균 비교에서 한 집단의 경우 부호검정과 윌콕슨 부호순위검정(Wilcoxon signed rank test), 두 집단의 경우 윌콕슨 순위합검정(Wilcoxon rank sum test), 여러 집단의 경우에는 크러스칼－왈리스 검정(Kruskal-Wallis test)이 적용되고 있다.

두 변수의 비교에서는 5장의 상관분석에서 피어슨의 상관계수를 사용하였으나 두 변수에 의해 측정된 표본의 관측값 대신 부호를 활용한 스피어만의 순위상관계수(Spearman rank correlation coefficiet)와 켄달의 타우(Kendall's tau)가 있다. 상관계수의 검정은 R

에서 제공하는 유의확률 $p-$값을 활용하기로 한다.

8.2 한 집단의 비교 : 부호검정과 윌콕슨 부호순위검정

임의의 모집단으로 크기가 n개의 표본자료로 이루어진 한 집단의 관측값 $x_1, x_2, \ldots, x_n$에 대하여 $t-$검정을 위해서는 모집단의 분포가 정규분포 $N(\mu, \sigma^2)$라는 가정이 요구되며 귀무가설 $H_0 : \mu = \mu_0$에 대하여 $t-$분포를 따르는 식 (2.3.1)의 검정통계량에 의해서 모수 방법인 $t-$검정을 하게 된다. 그러나 모집단에 대한 정규분포 가정이 없거나 소표본의 경우 이것이 만족되지 못할 때 비모수 방법으로 부호검정을 생각할 수 있다.

부호검정에서는 모평균 μ 대신에 중앙값(median) δ에 대한 귀무가설

$$H_0 : \delta = \delta_0$$

을 고려한다. 특히 모집단의 분포가 대칭이면 중앙값은 평균과 일치한다. 귀무가설에서 관측값 $x_i - \delta_0,\ i = 1, \ldots, n$이 양(positive)인 개수를 가지고 다음과 같이 검정통계량

$$B = \sum_{i=1}^{n} I(x_i - \delta_0) \tag{8.2.1}$$

를 만들면 된다. 여기서 $I(t)$는 $t > 0$일 때 $I(t) = 1$이고 그 외에 $I(t) = 0$인 지시함수(indicator function)이다. 검정통계량 B는 이항분포 $B(n, 1/2)$을 따른다(Randles와 Wolfe, 1979, pp.34 ~ 35). 따라서 귀무가설을 검정하기 위한 유의확률은 검정통계량의 관측값 b에 대해서 대립가설의 형태에 따라 다음과 같이 정리된다.

소표본의 중앙값에 대한 부호검정

귀무가설	대립가설	$p-$값
$H_0 : \delta = \delta_0$	$H_1 : \delta > \delta_0$	$P[B \geq b]$
	$H_1 : \delta < \delta_0$	$P[B \leq b]$
	$H_1 : \delta \neq \delta_0$	$P[\lvert B \rvert \geq b]$

예를 들자면 $H_1: \delta > \delta_0$에 대해 유의확률은

$$p-\text{값} = P[B \geq b] = \sum_{k=b}^{n} \binom{n}{k} \left(\frac{1}{2}\right)^n$$

로 계산되어 진다.

표본의 크기가 큰 대표본의 경우 귀무가설에서 정규근사 $B \simeq N(n/2, n/4)$에 의해서

$$Z_B = \frac{(B \pm 1/2) - n/2}{\sqrt{n/4}} \approx N(0,1) \tag{8.2.2}$$

를 검정통계량으로 사용하게 된다. 식 (8.2.2)의 $\pm 1/2$은 이항분포에서 정규분포 근사시 보정요인(correction factor)이다. 유의확률의 계산은 검정통계량의 관측값 z_B에 대하여 2.3절의 대표본의 모평균에 대한 $Z-$검정과 동일하게 $P[Z_B \geq z_B]$, $P[Z_B \leq z_B]$, $P[|Z_B| \geq z_B]$에 의해서 구할 수 있다.

소표본과 대표본의 부호검정에서의 유의확률 $p-$값의 계산은 기초통계학과 2장을 이해한 독자는 충분히 해결 가능하므로 [보기 8.2.1]과 [보기 8.2.2]에서는 소표본의 경우 R에서 제공하는 부호검정의 결과를 바로 인용하여 해석하고자 한다. 특히, R의 수행 결과에서는 부호검정의 검정통계량 B의 관측값 b대신에 s를 사용하고 있다.

보기 8.2.1 주걱턱 수술 후 수평측 거리 변화의 자료

[보기 2.3.3]에는 골격성 Class III 기형(하악이 나온 보통 주걱턱)을 양악수술한 후수평측 거리 변화인 S-perpendicular to the PNS을 측정한 환자 10명의 표본자료

23.46, 20.94, 20.28, 19.55, 18.05, 18.03, 23.39, 16.84, 12.47, 28.80

에 대해 거리 변화 μ에 대해 두 가설 $H_0: \mu = 20$, $H_1: \mu > 20$에 대해 소표본 t−검정을 실시하였다. 이번에는 중앙값의 $H_0: \delta = 20$, $H_1: \delta > 20$에 대해 부호검정을 통해 유의수준 $\alpha = 0.01$에서 검정하라. [R−코드](상악전치부변형−부호검정−윌콕슨부호순위검정.R)의 실행 [결과 8.2.1]의 1) t−검정(One Sample t-test)과 2) 부호검정(One-sample Sign-Test)을 참고하라.

[1] t−검정 : $p-$값 $= P[T \geq 0.129] = 0.450$로 유의수준 $\alpha = 0.01$에서 10개의 표본

자료는 수평측 거리변화의 평균이 20임을 증거하였다.

[2] 부호검정 : $p-$값 $= P[B \geq 5] = 0.623$

- 자료에서 중위수로 가정한 $\delta = 20$보다 큰 관측값

$$23.46,\ 20.94,\ 20.28,\ 23.39,\ 28.80$$

  은 5개로 부호검정 통계량은 $B = 5$이다.
- 유의수준 $\alpha = 0.01$에서 $p-$값=0.623은 귀무가설을 기각하지 못해 중앙값이 20임을 증거 한다.

[결과 8.2.1] **(상악전치부변형-부호검정-윌콕슨부호순위검정.R)의 실행 결과**

```
1)    One Sample t-test

data:  x
t = 0.1294, df = 9, p-value = 0.4499
alternative hypothesis: true mean is greater than 20
95 percent confidence interval:
 17.61675       Inf
sample estimates:
mean of x
   20.181

2)   One-sample Sign-Test

data:  x
s = 5, p-value = 0.623
alternative hypothesis: true median is greater than 20
95 percent confidence interval:
 17.90307       Inf
sample estimates:
median of x
   19.915

3) 검정 통계량의 계산
> B=sum(l);B
[1] 5
```

보기 8.2.2 발치 난이도 자료의 부호검정

[보기 3.2.1]에서 매복치 발치 난이도 측정한 환자 22명의 표본자료

3, 4, 5, 5, 3, 5, 5, 5, 5, 5, 5, 3, 3, 3, 3, 5, 3, 3, 4, 3, 4, 5

에 대해 난이도 중앙값에 대한 $H_0: \delta = 3$, $H_1: \delta \neq 3$에 대해 부호검정을 통해 유의수준 $\alpha = 0.05$에서 검정하라. [R－코드](발치난이도－부호검정－윌콕슨부호순위검정.R)의 실행 [결과 8.2.2]를 참고하라. 추가로 t－검정(One Sample t-test)과도 비교하라.

[1] 부호검정 : p－값 $= P[|B| \geq 13] = 0.0001$

- 자료에서 중위수로 가정한 $\delta = 3$ 보다 큰 관측값

  4, 5, 5, 5, 5, 5, 5, 5, 5, 5, 4, 4, 5

  은 13개로 부호검정 통계량은 $B = 13$이다.
- 유의수준 $\alpha = 0.01$에서 귀무가설을 기각하여 중앙값이 3이 아님을 증거한다.

[2] t－검정 : p－값 $= P[|T| \geq 5.1614] = 4.098 \times 10^{-5}$로 유의수준 $\alpha = 0.05$에서 22명의 표본자료는 난이도 평균이 3이 아님을 뒷받침한다.

[결과 8.2.2] (발치난이도－부호검정－윌콕슨부호순위검정.R)의 실행 결과

```
1) One Sample t-test

data:  x
t = 5.1614, df = 21, p-value = 4.098e-05
alternative hypothesis: true mean is not equal to 3
95 percent confidence interval:
 3.624225 4.466684
sample estimates:
mean of x
 4.045455

2)  One-sample Sign-Test

data:  x
s = 13, p-value = 0.0001221
alternative hypothesis: true median is greater than 3
```

```
95 percent confidence interval:
   3 Inf
sample estimates:
median of x
          4
3) 검정 통계량의 계산
> B=sum(I);B
[1] 13
```

다음으로 부호검정과 같이 임의의 모집단으로 크기가 n개의 표본자료로 이루어진 한 집단의 관측값 $x_1, x_2, ..., x_n$에 대하여 중앙값(median) δ에 대한 귀무가설

$$H_0: \delta = \delta_0$$

을 고려한다. 귀무가설에서 관측값 $x_i - \delta_0$, $i = 1, ..., n$의 절대값의 순위(rank)를 R_i라고 하면 검정통계량

$$W_+ = \sum_{i=1}^{n} I(x_i - \delta_0) \cdot R_i \tag{8.2.3}$$

를 만들면 된다. 여기서 $I(t)$는 지시함수이고 식 (8.2.3)의 W_+를 윌콕슨 부호순위검정 통계량이라 하고 이에 대한 분포를 활용해서 가설 검정을 할 수 있으나 R에서 제공되는 대립가설의 형태를 고려한 유의확률 $p-$값을 활용하기로 하자. 특히, 식 (8.2.3)에서 관측값 $x_i - \delta_0$의 절대값이 0인 것은 제외하며 동점이 있는 경우에는 평균 순위를 사용해야 한다. R의 수행 결과에서는 윌콕슨 부호순위검정통계량은 W_+ 대신에 V를 사용하고 있다.

표본의 크기가 큰 대표본의 경우 귀무가설에서 정규근사

$$W_+ \simeq N(n(n+1)/4,\ n(n+1)(2n+1)/24)$$

에 의해서

$$Z_{W_+} = \frac{W_+ - n(n+1)/2}{\sqrt{n(n+1)(2n+1)/24}} \approx N(0,1) \tag{8.2.4}$$

를 검정통계량으로 사용하게 된다.

참고로 [보기 8.2.1]과 [보기 8.2.2]의 부호검정과 [보기 8.2.3]과 [보기 8.2.4] 윌콕슨 부호순위검정 통계량의 계산은 [R－코드]에 비교의 차원에서 모두 포함되어 자동으로 제공되도록 해두었다.

보기 8.2.3 주걱턱 수술 후 수평측 거리 변화의 자료의 윌콕슨 부호순위검정

[보기 8.2.1]에서 골격성 Class III 기형((하악이 나온 보통 주걱턱)을 양악수술한 후수평측 거리 변화인 S-perpendicular to the PNS을 측정한 환자 10명의 표본자료

23.46, 20.94, 20.28, 19.55, 18.05, 18.03, 23.39, 16.84, 12.47, 28.80

에 대해 거리 변화 μ에 대해 중앙값의 $H_0: \delta = 20$, $H_1: \delta > 20$에 대해 윌콕슨 부호순위검정을 실시하였다. 여기서는 [R－코드](상악전치부변형－부호검정－윌콕슨부호순위검정.R)의 실행 [결과 8.2.3]의 Wilcoxon signed rank test를 살펴보라.

[1] 윌콕슨 부호순위검정 통계량 계산 :

$x_i - \delta_0$	3.46	0.94	0.28	-0.45	-1.95	-1.97	3.39	-3.16	-7.53	8.80
$\lvert x_i - \delta_0 \rvert$	3.46	0.94	0.28	0.45	1.95	1.97	3.39	3.16	7.53	8.80
$I(x_i - \delta_0)$	1	1	1	0	0	0	1	0	0	1
R_i	8	3	1	2	4	5	7	6	9	10
$I(x_i - \delta_0) \cdot R_i$	8	3	1	0	0	0	7	0	0	10

$$W_+ = 8+3+1+0+0+0+7+0+0+10 = 29$$

[2] p－값 $= P[W_+ \geq 29] = 0.4609$에 의해 유의수준 $\alpha = 0.01$에서 귀무가설을 기각하지 못해 중앙값이 20임을 보인다.

[결과 8.2.3] **(발치난이도 – 부호검정 – 윌콕슨부호순위검정.R)의 실행 결과**

```
        Wilcoxon signed rank test

data:  x
V = 29, p-value = 0.4609
alternative hypothesis: true location is greater than 20
```

보기 8.2.4 발치 난이도 자료의 윌콕슨 부호순위검정

[보기 8.2.2] 매복치 발치 난이도 측정한 환자 22명의 표본자료

3, 4, 5, 5, 3, 5, 5, 5, 5, 5, 5, 3, 3, 3, 3, 5, 3, 3, 4, 3, 4, 5

에 대해 난이도 중앙값에 대한 $H_0: \delta = 3$, $H_1: \delta \neq 3$에 대해 윌콕슨 부호순위검정을 통해 유의수준 $\alpha = 0.05$에서 검정하라. [R – 코드](발치난이도 – 부호검정 – 윌콕슨부호순위검정.R)를 참고하라.

[1] 윌콕슨 부호순위검정 통계량 계산 :

자료에서 중위수를 뺀 $x_i - \delta_0 = x_i - 3$에서 0인 자료를 제외한다.

$x_i - \delta_0$	0	1	2	2	0	2	2	2	2	2	2	0	0	0	0	2	0	0	1	0	1	2
$\lvert x_i - \delta_0 \rvert$		1	2	2		2	2	2	2	2	2					2			1		1	2
$I(x_i - \delta_0)$		1	1	1		1	1	1	1	1	1					1			1		1	1
R_i		2.0	8.5	8.5		8.5	8.5	8.5	8.5	8.5	8.5					8.5			2.0		2.0	8.5
$I(x_i - \delta_0) \cdot R_i$		2.0	8.5	8.5		8.5	8.5	8.5	8.5	8.5	8.5					8.5			2.0		2.0	8.5

평균 순위 : $\lvert x_i - \delta_0 \rvert$의 값 1이 3개 2가 10개 이므로 이들의 순위는 1, 2, 3과 4~13이므로 평균 순위와 검정통계량 W는 다음과 같다.

$$(1 + 2 + 3)/3 = 2,\ (4 + \cdots + 13)/10 = 8.5$$

$$W_+ = 3 \times 2.0 + 10 \times 8.5 = 91$$

[2] p – 값 $= P[\,|W_+| \geq 91] = 0.0009$에 의해 유의수준 $\alpha = 0.01$에서 귀무가설을 기각하여 중앙값이 3이 아님을 보여준다. 이는 [보기 8.2.2]와 동일한 결과이다.

[결과 8.2.2] **(발치난이도-부호검정-윌콕슨부호순위검정.R)의 실행 결과**

```
    Wilcoxon signed rank test with continuity correction

data:  x
V = 91, p-value = 0.0008975
alternative hypothesis: true location is not equal to 3
```

8.3 두 집단의 비교 : 순위합검정

8.2절의 한 집단의 비교에서 더 나아가 두 집단의 비교를 생각해보자. 두 모집단으로부터 크기가 n_1개와 n_2개로 이루어진 독립표본자료로 부터 두 집단의 관측값 $x_1, x_2, \ldots, x_{n_1}$과 $y_1, y_2, \ldots, y_{n_2}$에 대하여 일반적으로 정규분포 가정이나 대표본이라면 근사적 정규분포를 고려한다. 그리고 3장의 독립표본의 모평균 차의 $t-$검정을 실시하게 된다. 여기서는 표본의 크기 n_1과 n_2가 30이하인 작은 경우 분포 가정을 검토하기기 쉽지 않다. 이럴 경우 비모수 방법으로 윌콕슨 순위합검정(Wilcoxon rank sum test)과 맨-위트니검정(Mann-Whitney test)을 생각할 수 있다. 이 둘은 수학적으로 동일한 관계에 있으므로 여기서는 순위합검정으로 부르겠다.

두 집단의 혼합표본 $x_1, x_2, \ldots, x_{n_1},\ y_1, y_2, \ldots, y_{n_2}$에서 각 집단의 위치 모수인 δ에 대한 귀무가설

$$H_0 : \delta_x = \delta_y$$

을 고려한다. 혼합표본에서 관측값 y_j 순위(rank)를 R_j^y라고 하면 검정통계량

$$W = \sum_{j=1}^{n_2} R_j^y \tag{8.3.1}$$

를 만들면 된다. 식 (8.3.1)의 W를 윌콕슨 순위합검정 통계량이라 하며 R에서 제공되

는 대립가설의 형태를 고려한 유의확률 $p-$값을 활용하기로 하자.

표본의 크기가 큰 대표본의 경우 귀무가설에서 정규근사

$$W \simeq N(n_2(n_1+n_2+1)/2,\, n_1 n_2(n_1+n_2+1)/12)$$

에 의해서

$$Z_W = \frac{W - n_2(n_1+n_2+1)/2}{\sqrt{n_1 n_2 (n_1+n_2+1)/12}} \approx N(0,1) \tag{8.3.2}$$

를 검정통계량으로 사용하게 된다.

맨-위트니 검정통계량은

$$U = \sum_{i=1}^{n_1} \sum_{j=1}^{n_2} I(y_j - x_i) \tag{8.3.3}$$

로 $I(t)$는 지시함수이며 $y_j > x_i$를 만족하는 자료의 쌍의 개수를 나타낸다. 그리고 식 (8.3.2)와 식 (8.3.3)의 수리적 관계는 다음과 같다.

$$W = U + \frac{n_2(n_2+1)}{2}.$$

R에서는 두 집단의 비교를 위한 순위합검정을 위한 검정통계량은 식 (8.3.1)의 W보다는 실제로는 식 (8.3.3)의 맨-위트니 검정통계량 U를 제공한다. [보기 8.3.1]과 [보기 8.3.2]에서 그 관계를 보여주고 있고 이들 계산을 위한 R-코드 (발치난이도-남여-순위합검정.R)과 (치태지수-둘칫솔-순위합검정.R)에는 검정 통계량 계산 과정이 담겨져 있다.

지금까지 독립된 두 집단의 비교를 위한 비모수 방법을 살펴보았다. 만약에 두 집단의 동질성을 보장하기 어렵거나 대상을 충분히 확보하지 못하는 경우 동일한 대상에 대해 두 번 처리하는 대응표본을 고려해야 함을 3장의 3.3절에서 언급한 바 있다. 즉, n개의 동일한 실험대상에 대하여 시간을 두고 두 번 처리한 것의 차이 $d_i = x_i - y_i$, $i = 1,\ldots,n$는 소표본의 경우에는 정규분포 $N(\mu_D, \sigma_D^2)$를 따라야 $t-$검정이 가능하다.

그러나 정규분포를 가정하기 어렵거나 표본의 수가 작은 대응표본의 경우에도 비모수 방법을 사용해야 한다. 여기서는 두 번 처리한 자료의 중위값의 차이가 0이라는 귀무가설 $H_0 : \delta_D = 0$에 대하여 대응표본의 차이 $d_i = x_i - y_i,\ i = 1,\ldots,n$를 한 집단으로 생각하고 부호검정과 윌콕슨 부호순위검정을 실시하면 된다. 이들에 대한 이론적 배경은 동일하므로 [보기 8.3.3]에서 실제 자료 분석을 통해 대응표본의 비모수 방법을 이해하자.

보기 8.3.1 발치 난이도 남녀 간의 순위합검정

[보기 3.2.1] 매복치 발치 난이도 측정한 환자 22명(남자 11명, 여자 11명)의 표본자료가 다음과 같다.

남자 : 3, 4, 5, 5, 3, 5, 5, 5, 5, 5, 5

여자 : 3, 3, 3, 3, 5, 3, 3, 4, 3, 4, 5

난이도 중앙값의 $H_0 : \delta_{남} = \delta_{여}$, $H_1 : \delta_{남} \neq \delta_{여}$에 대해 순위합검정을 통해 유의수준 $\alpha = 0.05$에서 검정하라. [R-코드](발치난이도-남여-순위합검정.R)를 참고하고 순위합검정 통계량 계산과정도 포함되어 있다. [결과 8.3.1]을 참고 바란다.

[1] 부호순위검정 통계량 계산 :

혼합표본	x_i	3	4	5	5	3	5	5	5	5	5	5
	y_j	3	3	3	3	5	3	3	4	3	4	5
순 위	R_i^x	5.0	11.0	17.5	17.5	5.0	17.5	17.5	17.5	17.5	17.5	17.5
	R_j^y	5.0	5.0	5.0	5.0	17.5	5.0	5.0	11.0	5.0	11.0	17.5

$$W = \sum_{j=1}^{11} R_j^y = (5.0 + 5.0 + \cdots + 17.5) = 92$$

$$U = W - \frac{n_2(n_2+1)}{2} = 92 - \frac{12(12+1)}{2} = 26$$

[2] p-값 $= P[|W| \geq 92] = 0.015$의해 유의수준 $\alpha = 0.05$에서 귀무가설을 기각하여 중앙값이 서로 다름을 보여 준다.

[결과 8.3.1] **(발치난이도 – 남여 – 순위합검정.R)의 실행 결과**

```
1) Wilcoxon rank sum test with continuity correction

data:  y and x
W = 26, p-value = 0.01466
alternative hypothesis: true location shift is not equal to 0
```

보기 8.3.2 치태지수 발치 난이도 남녀 간의 순위합검정

[보기 4.2.2]에서 4개 회사의 칫솔 사용 후 치태지수를 편의상 두 개 회사(A, B)로 자료가 다음과 같다.

회사 A : 0.46, 0.74, 0.26, 0.55, 0.73, 0.54, 0.47, 0.59

회사 B : 0.99, 0.78, 0.63, 0.81, 0.66, 0.49, 0.23, 0.09

치태지수 중앙값의 $H_0 : \delta_A = \delta_B$, $H_1 : \delta_A \neq \delta_B$에 대해 순위합검정을 통해 유의수준 $\alpha = 0.05$에서 검정하라. [R – 코드 8.6.2](치태지수 – 둘칫솔 – 순위합검정.R)와 [결과 8.3.2]를 참고 바란다.

[1] 부호순위검정 통계량 계산 :

혼합표본	x_i	0.46	0.74	0.26	0.55	0.73	0.54	0.47	0.59
	y_j	0.99	0.78	0.63	0.81	0.66	0.49	0.23	0.09
순 위	R_i^x	4	13	3	8	12	7	5	9
	R_j^y	16	14	10	15	11	6	2	1

$$W = \sum_{j=1}^{11} R_j^y = (16 + 14 + \cdots + 1) = 75$$

$$U = 75 - \frac{8(8+1)}{2} = 39$$

[2] $p-$값 $= P[|W| \geq 75] = 0.5054$에 의해 유의수준 $\alpha = 0.05$에서 귀무가설을 기각하지 못하여 두 회사 칫솔에 의한 치태지수의 중앙값이 서로 같음을 보여준다.

[결과 8.3.2] **(치태지수 – 둘칫솔 – 순위합검정.R)의 실행 결과**

```
        Wilcoxon rank sum test

data:  y and x
W = 39, p-value = 0.5054
alternative hypothesis: true location shift is not equal to 0
```

보기 8.3.3 주걱턱 수술 전과 후의 변화의 부호검정과 부호순위검정

[보기 2.3.3]에서 살펴 본 골격성 Class III 기형(하악이 나온 보통 주걱턱)을 양악수술한 후 상악(윗턱) 전치부 변형 중 수평측 거리 변화인 S-perpendicular to the PNS의 10명 환자 수술 전 X와 수술 후 Y의 거리 변화를 살펴보기 위해 X와 Y간에 차이가 있다고 할 수 있는 지를 비모수방법인 부호검정과 윌콕슨 부호순위검정을 유의수준 5%에서 검정하라. [R – 코드](소표본상악전치부변형대응표본 – 부호검정 – 윌콕슨부호순위검정, R)과 [결과 8.3.3]을 참고 바란다. 참고로 t – 검정도 비모수 방법과 비교의 차원에서 요약하라.

수 술	처리 대상									
전 X	23.46	17.26	17.32	20.94	19.72	17.44	20.28	20.84	19.55	19.37
후 Y	28.96	17.70	18.69	21.96	20.40	18.91	22.72	20.86	20.57	19.43
차 D	-5.50	-0.44	-1.37	-1.02	-0.68	-1.47	-2.44	-0.02	-1.02	-0.06

[1] 부호검정 :

- 자료에서 두 처리간의 차의 중위수로 가정한 $\delta_D = 0$ 보다 큰 관측값 $d_i = x_i - y_i$ $i = 1,\ldots,10$은 하나도 없다. 따라서 부호검정 통계량은 $B=0$이다.
- p – 값 $= P[|B| \geq 0] = 0.002$은 유의수준 $\alpha = 0.05$에서 귀무가설 $H_0 : \delta_D = 0$을 기각하여 수술 전후 거리 변화의 중앙값의 차이가 0이 아님을 보여준다.

[2] 윌콕슨 부호순위검정 통계량 계산 :

- 관측값 $d_i = x_i - y_i$, $i = 1,\ldots,10$가 전부 음(–)이므로 지수 함수의 값은 $I(d_i) = 0$이다. 따라서 $W_+ = 0$이다.
- p – 값 $= P[|W_+| \geq 0] = 0.006$에 의해 유의수준 $\alpha = 0.05$에서 귀무가설을 기각하고 수술 전후 거리 변화의 중앙값의 차이가 남을 보여준다.

[3] t – 검정 : p – 값$= 2P(T \leq -2.757) = 0.022$은 유의수준 $\alpha = 0.05$에서 귀무가설 $H_o : \mu_D = 0$을 기각하므로 수술 전과 후 거리 변화 차이는 있다고 할 수 있다.

[결과 8.3.3] **(소표본상악전치부변형대응표본－부호검정－윌콕슨부호순위검정,R)의 실행 결과**

```
 1)   One-sample Sign-Test

data:  d
s = 0, p-value = 0.001953
alternative hypothesis: true median is not equal to 0
95 percent confidence interval:
 -2.1252889 -0.1832889
sample estimates:
median of x
      -1.02

 2) Wilcoxon signed rank test with continuity correction

data:  d
V = 0, p-value = 0.005889
alternative hypothesis: true location is not equal to 0

  3) Paired t-test

data:  x and y
t = -2.7567, df = 9, p-value = 0.02223
alternative hypothesis: true difference in means is not equal to 0
95 percent confidence interval:
 -2.5543027 -0.2516973
sample estimates:
mean of the differences
                  -1.40
 4)  검정 통계량의 계산 : W+, B
> W=sum(I*R);W
[1] 0
> B=sum(I);B
[1] 0
```

8.4 여러 집단의 비교 : 크러스칼 - 월리스 검정

4장의 일원 분산분석에서 전체 $n(=n_1+n_2+\cdots+n_g)$개 실험 또는 조사 대상으로부터 비교하고자 하는 g개의 처리를 적용할 각각 크기가 n_1, n_2, ..., n_g인 독립표본 [표 4.2.1]을 얻게 된다. 여기서 처리 i에 대한 j번째 자료값을 y_{ij}로 나타내면 수학적 모형 $y_{ij}=\mu_i+e_{ij}$, $j=1,\ldots,n_i$, $i=1,\ldots,g$와 오차항 e_{ij}는 서로 독립이며 정규분포 $N(0,\sigma^2)$를 가정한다.

[표 8.4.1] **일원 분산분석을 적용할 g개 처리의 순위자료**

처 리	1	2	$\cdots$	g
자료	R_{11} R_{12} $\vdots$ R_{1n_1}	R_{21} R_{22} $\vdots$ R_{2n_2}	$\cdots$ $\cdots$ $\cdots$	R_{g1} R_{g2} $\vdots$ R_{gn_g}
순위합	$R_{1.}$	$R_{2.}$		$R_{g.}$
평균순위	$\overline{R}_1$	$\overline{R}_2$	$\cdots$	$\overline{R}_g$
총평균	$\overline{R}=\dfrac{\sum_{i=1}^{g}\sum_{j}^{n_i}R_{ij}}{n}=\dfrac{1+2+\cdots+n}{n}=\dfrac{n+1}{2}$			

그러나 자료에 이상치가 있거나 한쪽으로 쏠리는 값을 가진 자료의 경우 오차항의 정규분포 가정이 매우 부담될 때가 있다. 이럴 경우 비모수 방법으로 크러스칼−월리스 검정(Kruskal-Wallis test)이 있다. 먼저 일원분산 분석의 구조를 가진 [표 4.2.1]의 자료로부터 각 처리별 자료의 순위를 고려한 [표 8.4.1]의 순위자료를 고려하자. 여기서 각 처리별 자료의 관측값의 혼합표본으로 부터 순위를

$$R_{ij} \;=\; n\text{개의 혼합표본에서 } y_{ij}\text{의 순위} \tag{8.4.1}$$

를 정하게 된다. 그리고 순위합과 평균순위는 $i=1,\ldots,g$에 대해

$$R_{i.} = \sum_{j=1}^{n_i} R_{ij},\ \overline{R}_i = \overline{R_{i.}}/n_i$$

이다. 특히, 순위합을 크러스칼–월리스 순위합이라 한다.

이젠 g개의 처리 간의 비교는 처리별 중위값에 대하여 다음과 같은 귀무가설과 대립가설을 검정하면 된다.

$$H_0 : \delta_1 = \delta_2 = \cdots = \delta_g,\ H_1 : \text{모든 } \delta_i \text{가 다 같은 것은 아니다.}$$

이를 검정하기 위한 크러스칼–월리스 순위합 검정통계량은

$$H = \frac{12}{n(n+1)} \sum_{i=1}^{g} n_i \left(\overline{R_i} - \frac{n+1}{2} \right)^2 = \frac{12}{n(n+1)} \sum_{i=1}^{g} \frac{R_{i.}^2}{n_i} - 3(n+1) \qquad (8.4.2)$$

로 정의된다. 각 처리의 자료의 중에서 $\min(n_1, \ldots, n_g)$가 매우 큰 대표본의 경우 귀무가설에서 근사적으로 식 (8.4.2)는 자유도 $g-1$인 카이제곱분포를 따른다. R에서 함수 kruskal.test()가 제공하는 크러스칼–월리스 순위합 검정은 대표본의 근사적 카이제곱 검정을 따른다.

보기 8.4.1 4개 회사 칫솔 치태지수 비교를 위한 크러스칼–월리스 순위합 검정

[보기 4.4.2]에서 16명의 치과병원 환자를 4명씩 임의추출하여 4개 회사의 칫솔을 사용하게 하여 치태지수를 조사하였다. 4개 회사 칫솔 효과에 대한 차이를 유의수준 5%에서 크러스칼–월리스 검정하라. [R–코드](4개회사칫솔사용후치태지수비교–크러스칼–월리스검정.R)과 일원 분산분석의 결과도 비교 차원에 담고 있는 [결과 8.4.1]을 참고 하라.

칫솔회사	A	B	C	D
자 료	0.46	0.73	0.99	0.66
	0.74	0.54	0.78	0.49
	0.26	0.47	0.63	0.23
	0.55	0.59	0.81	0.09
평 균	0.50	0.58	0.80	0.37

[1] 크러스칼–월리스 순위합 검정 : $n = 16$으로 혼합표본의 순위는 다음과 같다.

칫솔회사	A	B	C	D
순위	4	12	16	11
	13	7	14	6
	3	5	10	2
	8	9	15	1
순위합	28	33	55	20

- $H = \dfrac{12}{16(16+1)}\left(\dfrac{28^2}{4}+\dfrac{33^2}{4}+\dfrac{55^2}{4}+\dfrac{20^2}{4}\right) - 3(16+1) = 7.4338$
- $p-$값 $= P[|H| \geq 7.4338] = 0.059$는 유의수준 $\alpha = 0.05$에서 귀무가설 $H_0: \delta_A = \delta_B = \delta_C = \delta_D$를 기각하지 못한다. 칫솔회사의 칫솔 효과에는 차이가 없다.

[2] 일원 분산분석의 $F-$검정의 결과 검정통계량 관측값 $f = 3.8177$은 자유도(3, 12)을 따르며 유의확률이 0.039로 유의수준 0.05에서 귀무가설 $H_0: \mu_A = \mu_B = \mu_C = \mu_D$을 기각한다.

[3] 크러스칼-윌리스 검정과 $F-$검정은 정반대의 결론을 제공한다.

[결과 8.4.1] **(4개회사 칫솔 사용 후 치태지수 비교-크러스칼-윌리스검정.R)의 실행 결과**

```
  1) Kruskal-Wallis rank sum test

data:  data and group
Kruskal-Wallis chi-squared = 7.4338, df = 3, p-value = 0.05928

  2) 일원 분산분석
            Df Sum Sq Mean Sq  F value Pr(>F)
group        3 0.3985 0.13282   3.818 0.0394 *
Residuals   12 0.4175 0.03479
---
Signif. codes:  0 '***' 0.001 '**' 0.01 '*' 0.05 '.' 0.1 '
```

8.5 순위상관 분석

두 변수 X와 Y에 의해서 n개의 대상을 측정한 자료쌍 $(x_1, y_1), (x_2, y_2), \ldots, (x_n, y_n)$에 대해 그들의 선형적 상관관계는 5장의 식 (5.1.1)의 칼 피어슨의 상관계수를 활용한다. 5장의 상관계수에서는 다루지 않았지만 만약에 두 확률변수 X, Y의 상관계수를

$$\rho = \frac{Cov(X, Y)}{\sqrt{Var(X)}\sqrt{Var(Y)}} \tag{8.5.1}$$

라고 하면 ρ의 추정량은 n개의 자료쌍 $(x_1, y_1), (x_2, y_2), \cdots, (x_n, y_n)$으로부터 정의되는 상관계수 r이 활용된다. 따라서 두 변수가 서로 상관이 없게 되어 독립이라는 것을 가설 검정하기 위해서는 귀무가설

$$H_0 : \rho = 0$$

에 대해 다음의 자유도 $n-1$의 $t-$분포를 따르는 검정통계량을 사용한다.

$$T = \frac{\sqrt{n-2}\,r}{\sqrt{1-r^2}} \sim t(n-1) \tag{8.5.2}$$

식 (8.5.1)의 ρ와 r은 n개의 자료쌍이 추출되는 모집단이 정규분포를 따를 때 좋은 측도이며 식 (8.5.2)가 검정통계량으로 의미가 있다.

피어슨의 상관계수는 두 변수의 관계가 선형인 정도를 나타내므로 비선형적인 관계를 측정하기 위해서는 스피어만(Spearman)의 다음과 같은 순위상관계수가 요구된다.

$$r_S = \frac{\sum_{i=1}^{n}(R_i - \overline{R})(S_i - \overline{S})}{\sqrt{\sum_{i=1}^{n}(R_i - \overline{R})^2}\sqrt{\sum_{i=1}^{n}(S_i - \overline{S})^2}} \tag{8.5.3}$$

여기서 R_i는 $x_1, \ldots, x_n$에서 x_i의 순위(rank)이고 S_i는 $y_1, \ldots, y_n$에서 y_i의 순위이며

$\overline{R} = \overline{S} = (n+1)/2$이다. 식 (8.5.3)의 범위는 상관계수와 같이 $-1 \le r_S \le 1$인데 두 변수의 관계가 단조증가 관계라면 +1이고 단조감소라면 -1이다.

식 (8.5.3)은 피어슨 상관계수와 모양이 같아 이해하기가 쉬우나 실제 계산을 위해서는

$$r_S = 1 - \frac{6}{n(n^2-1)} \sum_{i=1}^{n} (R_i - S_i)^2 \tag{8.5.4}$$

가 사용된다.

순위상관계수를 이용하여 두 변수간의 독립성을 검정하기 위해서는 다음의 귀무가설을 고려해야 한다.

$$H_0 : \rho_S = 0.$$

표본이 큰 경우 순위상관계수는 근사적으로 $r_S \simeq N(0, 1/(n-1))$을 따르며 검정통계량으로

$$Z_{r_S} = \sqrt{n-1}\, r_S \simeq N(1, 0)$$

를 활용하여 두 변수의 독립성을 검정하게 된다.

보기 8.5.1 약의 복용량과 지속효과의 스피어만 순위상관계수와 검정

[보기 5.3.2]에서 10명의 환자를 대상으로 실험한 약의 복용량(x)과 약의 지속효과 기간(y)에 대한 상관관계와 회귀분석을 실시하였다. 여기서는 스피어만의 상관계수를 구하여 해석하라. 이를 위한 [R－코드](약의복용량과지속효과－순위상관계수.R)에는 순위상관계수의 계산과정을 위한 코드도 담겨져 있으며 [결과 8.5.1]을 참고 하라.

약의 복용량	3	3	4	5	6	6	7	8	8	9
약의 지속효과	9	5	12	9	14	16	22	18	24	22

[1] 스피어만의 상관계수 :

x_i	3	3	4	5	6	6	7	8	8	9
y_i	9	5	12	9	14	16	22	18	24	22
R_i	1.5	1.5	3.0	4.0	5.5	5.5	7.0	8.5	8.5	10.0
S_i	2.5	1.0	4.0	2.5	5.0	6.0	8.5	7.0	10.0	8.5
$(R_i - S_i)^2$	1.00	0.25	1.00	2.25	0.25	0.25	2.25	2.25	2.25	2.25

• 식 (8.5.4)로부터 $r_S = 1 - \dfrac{6}{10(10^2-1)}(14) = 0.915$

참고로 [결과 8.5.1]의 S = 14.2147는 식 (8.5.4)의 $\sum_{i=1}^{n}(R_i - S_i)^2$에 해당하며 rho 0.9138505는 스피어만의 상관계수로 위의 계산의 결과와 약간의 차이가 있으나 대동소이하다. 이는 동점자 처리로 인해 발생된 것으로 해석상 별 문제가 없다.

[2] $H_0 : \rho_S = 0$, $H_0 : \rho_S > 0$에 대해 $p-$값$= P[r_S \geq 0.915] = 0.0001$은 유의수준 5%에서 귀무가설을 기각하므로 약의 복용량에 따라 지속효과가 높음을 나타낸다.

[결과 8.5.1] **(약의복용량과지속효과－순위상관계수.R)의 실행 결과**

```
    Spearman's rank correlation rho

data:  x and y
S = 14.2147, p-value = 0.0001085
alternative hypothesis: true rho is greater than 0
sample estimates:
      rho
0.9138505
```

보기 8.5.2 경추부피와 골밀도의 스피어만 순위상관계수와 검정

7.6절 논문의 활용에서 골성숙도는 수완부사진(손의 골격을 보여주는 방사선 사진)을 통해 추정하였고, 2, 3, 4번 경추의 체적 파라미터는 5~18세의 102명(여자 54명, 남자 48명)의 일본 환자에서 얻었다. 이 자료에서 여자 15명에 대해서 골밀도와 경추의 부피에 대한 순위상관계수를 구하고 상관이 있다는 대립가설에 대해 유의수준 5%에서 검정해 보라. 이를 위한 [R－코드](경추부피와골밀도－순위상관계수.R)는 순위상관계수 계산과정을 포함하고 있

으며 [결과 8.5.2]를 참고 하라.

경추부피	3175.04	2173.42	1222.77	1129.84	2129.00	1940.01	1953.52	1295.41
	1774.34	1982.50	2580.49	3599.95	2931.02	1061.85	1265.00	
골밀도	82.3	71.1	41.4	42.0	34.6	43.1	61.8	51.5
	37.3	65.6	96.7	95.9	97.6	25.8	31.3	

[1] 스피어만의 상관계수 :

R_i	14	11	3	2	10	7	8	5	6	9	12	15	13	1	4
S_i	12	11	5	6	3	7	9	8	4	10	14	13	15	1	2
$(R_i - S_i)^2$	4	0	4	16	49	0	1	9	4	1	4	4	4	0	4

- $r_S = 1 - \dfrac{6}{15(15^2-1)}(104) = 0.8143$

[2] $H_0 : \rho_S = 0$, $H_0 : \rho_S > 0$에 대해 $p-$값$= P[r_S \geq 0.8.43] = 0.0002$은 유의수준 5%에서 귀무가설을 기각하므로 경추의 부피에 따라 골밀도가 높음을 보여준다.

[결과 8.5.2] **(경추부피와골밀도－순위상관계수.R)의 실행 결과**

```
        Spearman's rank correlation rho

data:  x and y
S = 104, p-value = 0.0001698
alternative hypothesis: true rho is greater than 0
sample estimates:
      rho
0.8142857
```

피어슨 상관계수와 스피어만 순위상관계수 외에 켄달(Kendall)의 상관계수

$$r_K = \frac{2(P-Q)}{n(n-1)}, \quad -1 \leq r_K \leq 1 \tag{8.5.5}$$

를 고려하자. 여기서 P는 부합(concordant)인 조건$(x_i - x_j)(y_i - y_j) > 0$을 만족하는 쌍의 수이고 Q는 비부합(discordant)인 조건$(x_i - x_j)(y_i - y_j) < 0$을 만족하는 쌍의 수이다.

자료에서 동점이 없다고 가정하면 식 (8.5.5)에서 $P+Q=n(n-1)/2$이므로 $P-Q=2P-n(n-1)/2$를 만족하고 부합률과 비부합률은 다음과 같이 상대적으로 계산된다.

$$\frac{P}{P+Q},\ \frac{Q}{P+Q}. \tag{8.5.6}$$

이것에 대한 해석은 [보기 8.5.3]을 참고 바란다.

실제 자료를 통해 부합조건과 비부합조건의 쌍의 수를 구하는 과정은 먼저 x_i를 크기순으로 재배열하고 이에 대응하는 y_i를 기준으로 $i+1,...,n$에 대하여 이보다 큰 y_i의 수가 부합인 쌍의 수 P가 된다. 계산과정에 다소 시간이 걸리므로 R의 수행 결과에서 통계량 T가 P임을 활용하자.

켄달의 상관계수를 이용하여 두 변수간의 독립성을 검정하기 위해서는 다음의 귀무가설을 고려해야 한다.

$$H_0 : \tau = 0.$$

표본이 큰 경우 켄달의 상관계수는 근사적으로 $r_K \simeq N(0,\ 2(2n+5)/9n(n-1))$을 따른다.

보기 8.5.3 경추부피와 골밀도의 켄달 상관계수와 검정

7.6절 논문의 활용에서 골성숙도는 수완부사진(손의 골격을 보여주는 방사선 사진)을 통해 추정하였고, 2, 3, 4번 경추의 체적 파라미터는 5~18세의 102명(여자 54명, 남자 48명)의 일본 환자에서 얻었다. 이 자료에서 여자 15명에 대해서 골밀도 와 경추의 부피에 대한 켄달 상관계수를 구하고 상관이 있다는 대립가설에 대해 유의수준 5%에서 검정해보라. 더불어 피어슨과 스피어만의 상관계수도 함께 제시하여 비교하라. 이를 위한 [R－코드](경추부피와골밀도－피어슨－스피어만－켄달－상관계수.R)는 순위상관계수 계산과정을 포함하고 있으며 [결과 8.5.2]를 참고 하라.

경추부피	3175.04	2173.42	1222.77	1129.84	2129.00	1940.01	1953.52	1295.41
	1774.34	1982.50	2580.49	3599.95	2931.02	1061.85	1265.00	
골밀도	82.3	71.1	41.4	42.0	34.6	43.1	61.8	51.5
	37.3	65.6	96.7	95.9	97.6	25.8	31.3	

[1] 켄달 상관계수 :

- 부합조건의 쌍의 수 $P=87$, 비부합조건 쌍의 수 $Q=18$
- $r_K = \dfrac{2(P-Q)}{n(n-1)} = \dfrac{2(87-18)}{15(15-1)} = 0.657,$

[2] $H_0 : \tau = 0,\ H_1 : \tau > 0$에 대해 $p-$값$=P[r_K \geq 0.657] = 0.0002$는 유의수준 5%에서 귀무가설을 기각하므로 경추의 부피에 따라 골밀도가 높음을 보여 준다.

[3] 피어슨, 스피어만, 켄달 상관계수의 비교 :

- $r = 0.852$($p-$값=0.000), $r_S = 0.814$($p-$값=0.0002), $r_K = 0.657$($p-$값=0.0002)
- 피어슨과 스피어만 상관계수의 값은 경추부피와 골밀도 간에는 서로 상관이 높음을 보여 주며 실제 상관이 없다는 귀무가설을 유의확률 $p-$값에 의해서 모두 기각하므로 양의 상관이 있음을 보여 주었다.
- 켄달 상관계수는 부합조건의 쌍의 수 $P=87$, 비부합조건 쌍의 수 $Q=18$에 의해서 식 (8.5.6)으로 부터 부합률은 0.8286, 비부합률은 0.1714로 계산된다. 이는 여자 환자 두 사람을 비교할 때 경추부피가 큰 환자는 골밀도도 다른 환자보다 높을 경우가 82.86%로 상대적으로 빈도가 높게 나타남을 의미한다. 이에 비해 경추부피가 큰 환자의 골밀도가 다른 환자보다 낮은 경우는 17.14%로 상대적으로 낮게 나타남을 의미한다.

[결과 8.5.3] (경추부피와골밀도 – 피어슨 – 스피어만 – 켄달 – 상관계수.R)의 실행 결과

```
   1) Kendall's rank correlation tau

data:  x and y
T = 87, p-value = 0.0001652
alternative hypothesis: true tau is greater than 0
sample estimates:
      tau
0.6571429

  2)  Spearman's rank correlation rho

data:  x and y
S = 104, p-value = 0.0001698
alternative hypothesis: true rho is greater than 0
sample estimates:
      rho
0.8142857

  3) Pearson's product-moment correlation

data:  x and y
t = 5.8776, df = 13, p-value = 2.716e-05
alternative hypothesis: true correlation is greater than 0
95 percent confidence interval:
 0.6584253 1.0000000
sample estimates:
      cor
0.8523976
```

8.6 R - 코드 실습

R에서 비모수 통계방법은 한 집단의 처리 비교를 위해서는 부호검정과 윌콕슨 부호순위검정이 있다. 이는 library(BSDA)를 설정하고 함수 SIGN.test()와 wilcox.test()를 각각 활용하면 된다. 다만 함수에서 대립가설에 대한 옵션은 $t-$검정에서 사용하는 것과 동일하여 단측인 경우 alternative="greater" 또는 alternative="less"를 사용하고 양측인 경우 alternative="two.sided"를 사용하면 된다.

두 집단의 처리 비교에는 윌콕슨 순위합검정이 있으며 실제로 두 집단의 혼합표본에서 순위를 고려한다. 이는 R에서 함수 wilcox.test()를 활용하면 되는 데 결과의 통계량 W는 실제로 식 (8.2.3)의 맨-위트니 검정통계량 U이다. 자료가 대응표본이라면 두 처리간의 중위수 차로 가정한 $H_o : \delta_D = 0$에 대해 큰 관측값 $d_i = x_i - y_i$을 고려한 후 부호검정과 윌콕슨 부호순위검정을 실시하면 된다. 물론 비교 차원에서 대응표본 $t-$검정도 가능하다.

R에서 여러 집단의 처리 비교를 위한 비모수 방법인 크러스칼-월리스 순위합 검정은 함수 kruskal.test()에 의해서 제공된다. 수행결과에서 Kruskal-Wallis chi-squared에서 크러스칼-월리스 순위합 검정통계량 H를 얻게 된다. 비교를 위해 5장 일원 분산분석을 위한 함수 anova(lm())을 사용한 것도 포함되어 있다.

끝으로 두 변수의 상관관계를 R에서 켄달 상관계수를 포함하여 피어슨과 스피어만 상관계수는 함수 cor.test()에서 옵션으로 각각 method="kendall", method="pearson", method="spearm"을 활용한다. 켄달의 상관계수를 위한 결과에서는 통계량 T가 부합인 쌍의 수 P임을 유의하고 켄달 상관계수 해석에 추가적으로 도움이 되는 부합률과 비부합률 계산도 포함되어 있다.

[실습 8.6.1] [R-코드 8.6.1](상악전치부변형-부호검정-윌콕슨부호순위검정.R)은 [보기 8.2.1]에서 골격성 Class III 기형(하악이 나온 보통 주걱턱)을 양악수술한 후 수평측거리 변화인 S-perpendicular to the PNS을 측정한 환자 10명의 표본자료에 대해 중앙

값의 $H_0: \delta = 20$, $H_1: \delta > 20$에 대해 부호검정을 통해 유의수준 $\alpha = 0.01$에서 검정한 것이다. 실행 [결과 8.2.1]을 참고로 1) t－검정(One Sample t-test)과 2) 부호검정(One-sample Sign-Test)을 해석 하고 있다. 또한 [보기 8.2.3]의 윌콕슨 부호순위검정도 도 포함하고 있으며 [결과 8.2.3]을 참고 할 수 있겠다.

[R－코드 8.6.1]에서 t－검정에는 한집단의 모평균에 대한 검정으로 함수 t.test()를 사용하고, 비모수 방법은 library(BSDA)를 설정하고 부호검정은 함수 SIGN.test(), 윌콕슨 부호순위검정은 함수 wilcox.test()를 활용하고 있다. 더불어 두 검정 통계량의 정의에 따른 계산과정을 담고 있다.

[R－코드 8.6.1] **[보기 8.2.1] 주걱턱 수술 후 수평측 거리 변화의 자료의 부호검정**

```
## [보기 8.2.1] 부호검정 : [보기 2.3.3] S-perpendicular to the PNS
x=c(23.46, 20.94, 20.28, 19.55, 18.05, 18.03, 23.39, 16.84, 12.47, 28.80)
list(mean(x),sd(x))

## t-검정
t.test(x, mu=20, alternative="greater")

library(BSDA)
## 부호검정
SIGN.test(x, md=20, alternative="greater")

## 윌콕슨 부호순위검정
wilcox.test(x, mu=20, alternative="greater")

## 검정 통계량의 계산 : W+, B
d=x-20
d=d[d!=0]
I=as.numeric(d>0)
R=rank(abs(d))
W=sum(I*R);W
B=sum(I);B
```

[실습 8.6.2] [R－코드 8.6.2](치태지수－둘칫솔－순위합검정.R) [보기 8.3.2]의 [결과 8.2.3]을 제공한다. 이는 4개 회사의 칫솔 사용 후 치태지수를 편의상 두 개 회사(A, B)로 자료에 대해 치태지수 중앙값의 $H_0: \delta_A = \delta_B$, $H_1: \delta_A \neq \delta_B$에 대해 순위합검정을 통해 유의수준 $\alpha = 0.05$에서 검정을 제공한다.

R에서는 크기가 n_1, n_2인 두 집단의 혼합표본에서 윌콕슨 순위합검정을 위한 wilcox.test()가 제공하는 통계량 W는 실제로 맨-위트니 검정통계량 U이다. 더불어 혼합표본으로부터 순위합 검정통계량을 구하는 계산 과정을 위한 것도 포함되어 있다.

[R-코드 8.6.2] **[보기 8.3.2] 2개 회사 칫솔 사용 후 치태지수 비교의 순위합검정**

```
## [보기 8.3.2] 2개 회사 칫솔 사용 후 치태지수 비교 : 순위합검정
x<-c(0.46,0.74,0.26,0.55, 0.73,0.54,0.47,0.59)
y<-c(0.99,0.78,0.63,0.81,0.66,0.49,0.23,0.09)

n1=length(x);n2=length(y)

## 윌콕슨 순위합검정
wilcox.test(y, x,alternative="two.sided")

## 순위합 검정통계량 계산
## 혼합표본
xy=c(0.46,0.74,0.26,0.55, 0.73,0.54,0.47,0.59,
        0.99,0.78,0.63,0.81,0.66,0.49,0.23,0.09 );xy
## 순위
rank(xy)
## y_j의 순위
ry=(rank(xy)[(n1+1):(n1+n2)]);ry

## 윌콕슨 순위합, 맨-위트니 순위합
W=sum(ry);W
U=W-n2*(n2+1)/2;U
```

[실습 8.6.3] [R-코드 8.6.3](소표본상악전치부변형대응표본-부호검정-윌콕슨부호순위검정.R)는 [보기 8.3.3]의 [결과 8.3.3]을 제공한다. 이는 골격성 Class Ⅲ 기형(하악이 나온 보통 주걱턱)을 양악수술한 후 상악(윗턱) 전치부 변형 중 수평측 거리 변화인 S-perpendicular to the PNS의 10명 환자 수술 전 X와 수술 후 Y의 거리 변화를 살펴보기 위해 비모수 방법인 부호검정과 윌콕슨 부호순위검정을 유의수준 5%에서 검정한 것이다.

R에서는 대응표본에 대해 두 처리간의 차의 중위수로 가정한 $H_o : \delta_D = 0$에 대해 큰 관측값 $d_i = x_i - y_i$을 고려 한 후 [실습 8.6.1]에서와 같이 부호검정과 윌콕슨 부호순위검정을 실시하면 된다. 더불어 대응표본 t-검정도 참고로 얻을 수 있다.

[R－코드 8.6.3] **[보기 8.3.3] 주걱턱 수술 전과 후의 변화의 부호검정과 부호순위검정**

```
# [보기 8.3.3] 소표본 대응자료의 비교 : 부호검정-윌콕슨부호순위검정
x<-c(23.46, 17.26, 17.32, 20.94, 19.71, 17.44, 20.28, 20.84, 19.55, 19.37)
y<-c(28.96, 17.70, 18.69, 21.96, 20.40, 18.91, 22.72, 20.86, 20.57, 19.43)
d=x-y

# t-검정 : t.test()
t.test(x, y, paired=T, alternative="two.sided")

library(BSDA)
## 부호검정
SIGN.test(d,  alternative="two.sided")

## 윌콕슨 부호순위검정
wilcox.test(d, mu=0, alternative="two.sided")
```

[실습 8.6.4] [R－코드 8.6.4](4개회사칫솔사용후치태지수비교－크러스칼－월리스검정.R)는 [보기 8.4.1]에서 16명의 치과병원 환자를 4명씩 임의추출하여 4개 회사의 칫솔을 사용하게 하여 치태지수 차이의 귀무가설 $H_0 : \delta_A = \delta_B = \delta_C = \delta_D$를 유의수준 5%에서 크러스칼－월리스 검정을 실시했다. 비모수방법이 아닌 일원 분산분석을 위한 F－검정의 결과도 비교 차원에서 요약하였다.

R에서 여러 집단의 비교를 위한 비모수 방법인 크러스칼－월리스 순위합 검정은 함수 kruskal.test()에 의해서 제공되며 비교를 위해 5장 일원 분산분석을 위한 함수 anova(lm())을 사용한 것도 포함되어 있다. 이에 대한 [결과 8.4.1]의 Kruskal-Wallis chi-squared에서 크러스칼－월리스 순위합 검정통계량 H를 얻게 된다.

[R－코드 8.6.4] **[보기 8.4.1] 4개 회사 칫솔 치태지수 비교를 위한 크러스칼－월리스 순위합 검정**

```
## [보기 8.4.1] 4개 회사 칫솔 사용 후 치태지수 비교: 크러스칼-월리스 검정
A<-c(0.46,0.74,0.26,0.55)
B<-c(0.73,0.54,0.47,0.59)
C<-c(0.99,0.78,0.63,0.81)
D<-c(0.66,0.49,0.23,0.09)
data<-c(A, B, C, D);data

# 세 집단에 의한 자료
group<-as.factor(c(rep("A",4),rep("B",4),rep("C",4),rep("D",4)))

# 크러스칼-월리스 검정
kruskal.test(data, group)

# 일원 분산분석
fit<-aov(data~group)
summary(fit)
```

[실습 8.6.5] [R－코드 8.6.5](경추부피와골밀도－피어슨－스피어만－켄달－상관계수.R)는 [보기 8.5.3]에서 2, 3, 4번 경추의 체적 파라미터는 5~18세의 102명(여자 54명, 남자 48명)의 일본 환자 자료에서 여자 15명에 대해서 골밀도와 경추의 부피에 대한 순위상관계수를 구하고 더불어 피어슨과 스피어만의 상관계수도 함께 제시하여 비교하였고 상관이 있다는 대립가설에 대해 유의수준 5%에서 검정해 보았다. 이것의 수행 [결과 8.5.3]를 참고하라.

R에서 켄달 상관계수를 포함하여 피어슨과 스피어만 상관계수는 함수 cor.test()에서 옵션으로 각각 method="kendall", method="pearson", method="spearm"을 활용한다. 켄달의 상관계수를 위한 결과에서는 통계량 T가 부합인 쌍의 수 P임을 유의하고 켄달 상관계수 해석에 추가적인 도움이 되는 부합률과 비부합률 계산도 포함되어 있다.

[R-코드 8.6.5] **[보기 8.5.3] 경추부피와 골밀도의 3가지 상관계수와 검정**

```
##[보기 8.5.3] 반응변수: SML(골밀도) 설명변수 :C4 Volume(경추부피), Sex(성별)
#x: female c4 volume
x<-c(3175.04,2173.42,1222.77,1129.84,2129,1940.01,1953.52
,1295.41,1774.34,1982.5,2580.49,3599.95,2931.02,1061.85,1265)
# y: female Sempe maturation level(SML)
y<-c(82.3,71.1,41.4,42.,34.6,43.1,61.8,51.5,37.3,65.6,96.7,95.9,97.6,25.8,31.3)
n=length(x)

## 켄달의 순위상관계수와 검정
result=cor.test(x,y, method="kendall", alternative="greater")
result

## 부합조건 P와 비부합조건 Q의 계산
P=result$statistic
Q=n*(n-1)/2-P
rK=2*(P-Q)/(n*(n-1))
P;Q;rK;

## 부합률과 비부합률
P/(P+Q);Q/(P+Q)

## 스피어만의 순위상관계수와 검정
cor.test(x,y, method="spearm", alternative="greater")

## 피어슨의 상관계수와 검정
cor.test(x,y, method="pearson", alternative="greater")
```

8.7 논문에서의 활용

[논문 제목] Effect of Bimaxillary Surgery on Adaptive Condylar Head Remodeling : Metric Analysis and Image Interpretation Using Cone-Beam Computed Tomography Volume Superimposition

과두의 적응적 리모델링에 있어서 양악수술의 영향 : 콘빔 CT의 부피 중첩을 이용한 통계 분석과 이미지 해석

Effect of Bimaxillary Surgery on Adaptive Condylar Head Remodeling: Metric Analysis and Image Interpretation Using Cone-Beam Computed Tomography Volume Superimposition

Soo-Byung Park, DDS, MSD, PhD, Yu-Mi Yang, DDS, MSD,† Yong-Il Kim, DDS, MSD, PhD,‡ Bong-Hae Cho, DDS, MSD, PhD,§ Yun-Hoa Jung, DDS, MSD, PhD,¶ and Dae-Seok Hwang, DDS, MSD, PhD‖*

Purpose: The aim of the present study was to use cone-beam computed tomography volume superimposition to investigate the effect of bimaxillary orthognathic surgery on condylar head remodeling.

Materials and Methods: Using a retrospective study design, 2 investigators evaluated the cone-beam computed tomography data of subjects who had undergone Le Fort I osteotomy and mandibular setback surgery. The predictor variable was time, grouped as preoperative versus postoperative. The outcome variables were the measurement changes of the condylar heads and the distribution of the condylar head remodeling signs. Paired t and χ^2 tests were performed for the purposes of the 2-dimensional metric analysis and the condylar head remodeling distribution. $P < .05$ was considered significant.

Results: The sample was composed of 22 adults (11 men and 11 women, age 20.3 ± 3.2 years) diagnosed with skeletal Class III malocclusion. The intra- and interoperator reliabilities of the image interpretation showed substantial agreement, according to Cohen's kappa index. The condylar heights on the sagittal and coronal planes decreased after surgery. Bone resorption occurred predominantly in the anterior and superior areas on the sagittal plane, the superior and lateral areas on the coronal plane, and the anterolateral and posterolateral areas on the axial plane ($P < .05$). Bone formation was apparent only in the anteromedial area on the axial plane ($P < .05$).

Conclusions: Bimaxillary orthognathic surgery caused a decrease in the condylar heights and condylar head remodeling. The cone-beam computed tomography volume superimposition method showed that the condylar head had undergone remodeling after bimaxillary surgery.

J Oral Maxillofac Surg 70:1951-1959, 2012

[내용] 연구의 목적은 콘빔 CT를 사용하여 양악수술이 과두의 remodeling에 미치는 영향을 알아보고자 하는 것이다. 2명의 연구자가 Le Fort I 골제술과 하악 후방 수술을 받은 환자의 콘빔 CT를 분석하였다. 22명의 성인(11명 남자, 11명 여자, 20.3±3.2세)의 3급 부정교합자로 구성되었다. [R－코드 8.7.1](논문－양악수술오른편왼편영향－윌콕슨부호순위검정－순위검정.R)과 [결과 8.7.1]을 참고하기 바란다.

[R-코드 8.7.1] **오른편과 왼편 과두 양악 수술의 영향에 대한 윌콕슨 부호순위검정과 순위검정**

```
## 8.7 논문의 활용: 오른편과 왼편의 과두 리모델링에서 양악 수술의 영향
right<-c(18.2, 3.1, 17.2, 24.9, 30.3, 27.1, 22.9, 15.3, 22.6,
         19.9, 18.9, 17.1, 16.4, 26.1, 30.7, 22.3, 14.3, 25.1)
left<-c(17.3, 13.6, 11.6, 23.1, 34.3, 17.5, 21.4, 10.9, 20.2,
        14.6, 21.8, 15.6, 19.8, 24.0, 21.8, 27.6, 16.3, 24.2)
d=right-left

## 윌콕슨 부호순위검정
wilcox.test(d, alternatives="two.sided")

## 부호검정
library(BSDA)
SIGN.test(d,  alternative="two.sided")

## 검정 통계량의 계산 : W+, B
d=d[d!=0]
I=as.numeric(d>0)
R=rank(abs(d))
W=sum(I*R);W
B=sum(I);B
```

[결과 8.7.1] **[R-코드 8.7.1]의 수행 결과**

```
1) Wilcoxon signed rank test

data:  d
V = 103, p-value = 0.4683
alternative hypothesis: true location is not equal to 0

 2) One-sample Sign-Test

data:  d
s = 12, p-value = 0.2379
alternative hypothesis: true median is not equal to 0
95 percent confidence interval:
 -2.636807  3.815126
sample estimates:
median of x
        1.5
```

3) 검정 통계량의 계산 : W+, B

```
> W=sum(I*R);W
[1] 103
> B=sum(I);B
[1] 12
```

[결과 해석]

1) Wilcoxon signed rank test

대응표본에 대한 오른편과 왼편 과두의 리모델링의 차이에 대한 윌콕슨 부호순위검정의 결과 V = 103은 검정통계량 W_+로 유의수준 5%에서 검정통계량의 p-value = 0.4683은 귀무가설 왼편과 오른쪽 차이의 중앙값이 동일하다는 것을 기각하지 못한다.

참고로 3) 검정통계량의 계산은 $d_i = x_i - y_i,\ i = 1, \ldots, 18$로부터 양인 경우 절대값의 순위합 $W_+ = \sum_{i=18}^{n} I(d_i) \cdot R_i = 1 + 15 + 5 + 17 + 3 + 12 + 8 + 13 + 4 + 7 + 16 + 2$이다.

2) One-sample Sign-Test

부호검정의 결과 자료에서 두 처리간의 차의 중위수로 가정한 $\delta_D = 0$보다 큰 관측값 $d_i = x_i - y_i \ \ i = 1, \ldots, 18$는 12개로 따라서 부호검정 통계량은 $B = 12$이다. 유의수준 5%에서 p-valuc = 0.2379는 귀무가설 $H_0 : \delta_0 = 0$을 기각하지 못한다.

[논문 제목] Three－dimensional analysis of dental decompensation for skeletal Class Ⅲ malocclusion on the basis of vertical skeletal patterns obtained using cone－beam computed tomography.

수직적 골격적 형태에 기초하여 3급 부정교합(아래턱 전돌)환자의 치아 탈보상에 대한 콘빔 CT를 사용한 3차원적 분석

Three-dimensional analysis of dental decompensation for skeletal Class III malocclusion on the basis of vertical skeletal patterns obtained using cone-beam computed tomography

Yong-Il Kim[a,b]
Youn-Kyung Choi[c]
Soo-Byung Park[c]
Woo-Sung Son[c]
Seong-Sik Kim[c]

[a]Department of Orthodontics, School of Dentistry, Pusan National University, Busan, Korea
[b]Biomedical Research Institute, Pusan National University Hospital, Busan, Korea
[c]Department of Orthodontics, School of Dentistry, Pusan National University, Yangsan, Korea

Objective: To evaluate the presurgical orthodontic tooth movement of mandibular teeth after dental decompensation for skeletal Class III deformities on the basis of vertical skeletal patterns. Methods: This cohort was comprised of 62 patients who received presurgical orthodontic treatment. These patients were divided into 3 groups according to their vertical skeletal patterns. Changes in the positions of the mandibular central incisor, canine, premolar, and 1st molar after presurgical orthodontic treatment were measured using a cone-beam computed tomography (CBCT) superimposition method. Results: The incisors moved forward after dental decompensation in all 3 groups. The canines in group I and the 1st premolars in groups I and III also moved forward. The incisors and canines were extruded in groups I and II. The 1st and 2nd premolars were also extruded in all groups. Vertical changes in the 1st premolars differed significantly between the groups. We also observed lateral movement of the canines in group III and of the 1st premolar, 2nd premolar, and 1st molar in all 3 groups ($p < 0.05$). Conclusions: Movement of the mandibular incisors and premolars resolved the dental compensation. The skeletal facial pattern did not affect the dental decompensation, except in the case of vertical changes of the 1st premolars.
[Korean J Orthod 2012;42(5):227-234]

Key words: 3D cephalometry, Class III, Surgery

[내용] 4.4절에서 언급한 논문으로 연구의 목적은 수직적 골격형태에 기초하여 골격적 3급 부정교합의 치아의 술전 탈보상치료 후 하악의 전치 치아의 이동을 평가하고자 한다. 이를 위해 수술 전 교정을 받은 62명의 환자를 수직적 골격형태에 따라 3가지 군(Hyper, Normo, Hypo)으로 나누었다. CBCT 중첩을 이용하여 전치부 치열 교정 치료 후, 하악 중절치 견치, 소구치 제1대구치를 위치변화를 측정하였다.

[R－코드 8.7.2](논문－부정교합환자세집단비교－크러스칼－월리스검정.R)은 이들 세 그룹의 Frankfort 하악 평면각에 차이가 있는지에 대한 귀무가설 $H_0: \delta_1 = \delta_2 = \delta_3$의 크러스칼－월리스 순위합 검정을 제공하며 [결과 8.7.2]를 참고한 [결과 해석]을 살펴보기 바란다. 더불어 4.4절의 일원 분산분석에 관한 것도 비교의 차원에서 [R－코드]에 포함해 두었다.

[R－코드 8.7.2] **세 집단의 Frankfort 하악 평면각의 비교를 위한 크러스－윌리스 검정**

```
## 8.7 논문에서의 활용: [R-코드 8.7.2]  Hyper, Normo, Hypo
FMA1<-c(32.88,32.04,32.32,36.3,38.78,41.22,43.53,38.08,76.41,33.32,35.95)
FMA2<-c(24.23,28.02,25.44,23.83,26.49,27.18,27.27,27.4,27.74,27.91)
FMA3<-c(10.59,14.98,19.22,20.53,20.96,21.03,21.36,22.35,19.6,20.46)
FMA<-c(FMA1,FMA2,FMA3)

#표본의 크기
n1<-length(FMA1)
n2<-length(FMA2)
n3<-length(FMA3)

# 세 집단에 의한 자료
group<-c(rep("Hyper",n1),rep("Normo",n2),rep("Hypo",n3))
data<-data.frame(FMA,group)

# 크러스칼-월리스 검정
kruskal.test(data, group)

# 일원 분산분석
fit<-anova(lm(FMA~group,data=data));fit
```

[결과 8.7.2] **[R－코드 8.7.2]의 수행 결과**

```
        Kruskal-Wallis rank sum test

data:  data
Kruskal-Wallis chi-squared = 46.4046, df = 1, p-value = 9.619e-12
```

[결과 해석]

수직적 골격형태에 따른 세 그룹 Hyper, Normo, Hypo에 차이를 보기 위해 귀무가설 $H_0: \delta_1 = \delta_2 = \delta_3$의 크러스칼－월리스 순위합 검정의 결과 $p-$값이 매우 작아 유의수준 5%에서 귀무가설이 충분히 기각된다. 이는 세 집단의 환자들의 Frankfort 하악 평면각은 차이가 있음을 보여 준다. 참고로 4.4절의 일원 분산분석의 결과도 동일한 결과를 보여 주고 있다.

참고문헌

송문섭, 박창순, 김홍기(2017). 비모수통계학 -R과 함께-, 자유아카데미.

임희정(2008). SPSS를 이용한 치의학 통계입문 및 자료분석 I, 나래출판사.

최용석(2014). R과 함께하는 통계학의 이해, 교보문고 퍼플.

최용석, 김석우(2001). 윈도우용 LISREL을 활용한 인과모형의 이해와 응용, 학지사.

허명회(2011). 통계조사의 길잡이, 자유아카데미.

허명회(1999). 사회과학을 위한 통계적 방법, 자유아카데미.

Choi, Y.K., Kim, J.,Yamaguchi,T., Maki,K., Ko, C.C. and Kim, Y.I.(2016). Cervical Vertebral Body's Volume as a New Parameter for Predicting the Skeletal Maturation Stages, *BioMed Research International,* Article ID 8696735, 7 pages, 2016. doi : 10.1155/2016/8696735.

Kim, Y.I., Choi, Y.K., Park, S.B., Son, W.S. and Kim S.S.(2012). Three-dimensional analysis of dental decompensation for skeletal Class Ⅲ malocclusion on the basis of vertical skeletal patterns obtained using cone-beam computed tomography, *The Korean Association of Orthodontists*, 42(5), 227~234.

Landles, R.H. and Wolfe, D.A.(1979). *Introduction to the Theory of Nonparametric Statistics*, John Wiley & Sons, New York.

Lee, P., Kim, Y.I., Kim, S.S, Park, S.B. and Son, W.S.(2015). Resorptive remodeling in maxillary anterior region after bimaxillary surgery for skeletal Class III deformities, *British Journal of Oral and Maxillofacial Surgery,* 53, 932~937.

Park, K.R.(2016). Which factors are associated with difficult surgical extraction of impacted lower third molars?, *The Korean Association of Oral and Maxillofacial*

Surgeon, 42(5), 251~258.

Pottoff, R.R and Roy, S.N.(1964). A generalized multivariate of variance model useful especially for growth curve problems, *Biometrics*, 51, 313~326.

Randles, R.H. and Wolfe, D.A.(1979). *Introducfion to The Theory of Norparametric Statistics,* John Wiley & Sons, New York.

Seo, Y.J., Park, S.B., Ki, Y.I.,Ok, S.M., Kim, S.S. and Son, W.S.(2015). Effects of condylar head surface changes on mandibular position in patients with temporomandibular joint osteoarthritis, *Journal of Cranio-Maxillo-Facial Surgery*, 43, 1380~1383.

Shin, S.M., Kim, Y.I., Choi, Y.S.,Yamaguchi, T., Maki, K., Cho, B.H. and Park, S.B. (2015). The skeletal maturation status estimated by statisticalshape analysis : axial images of Japanese cervical vertebra, *Dentomaxillofacial Radiolog*, The British Institute of Radiolog, 44(3), 20140323.

Snedecor, G.W. and Cochran, W.G.(1980). *Statistical Methods*, 7th Edition. The Iowa State University Press, Ames.

Srivastava, M.S.(2002). *Methods of Multivariate Statistics*, John Wiley & Sons, Inc., New York.

찾아보기

ㅂ

ㅅ

ㅇ

ㅈ

ㅊ

ㅋ

ㅌ

ㅍ

ㅎ

저자 소개

김 용 일 (Yong-Il Kim)

1976년 부산에서 출생하여, 2012년 치의학전문대학원 치과교정과 교수가 된 후로 현재까지 교정치료를 위한 진단 방법에 통계적 접근방식을 접목하려고 노력하여 왔다. 통계적 형상분석을 활용한 두개안면 분석에 관심이 많으며, 이를 치과교정 진단에 접목하고자 노력하고 있다. 2002년도에 부산대학교 치과대학을 졸업하고, 같은 대학에서 치과교정학 석사 및 박사학위를 취득하였다. 2017년 미국노스캐롤라이나대학(University of North Carolina at Chapel Hill) 치과교정과에서 방문 교수를 하였다. (E-mail : kimyongil@pusan.,ac.kr)

최 용 석 (Yong-Seok Choi)

1961년 부모님 고향 청도 근처 대구에서 출생했다. 1992년 부산대학교 자연과학대학 통계학과 교수가 된 후로 현재까지 다변량통계학, 형상분석, 통계조사, 통계상담, 범주형 자료분석, 시각화기법에 관심이 많다. 1984년도에 부산대학교 계산통계학과를 졸업하고, 1986년과 1991년에 고려대학교 통계학과 석사와 박사학위를 취득하였다. 1996년 영국 애버딘대학 수리과학부 통계전공 Post-Doc., 2003년에는 영국 리즈대학 방문교수, 2012년에는 미국 아이오와 주립대학 PPSI 연구소 방문교수를 하였다. 주요저서로는 〈R과 함께하는 다변량 자료분석(2018)〉, 〈다차원척도법의 산책(2014)〉, 〈R을 활용한 행렬도분석의 이해(2013)〉, 〈통계적 형상분석의 이해와 응용(2006)〉등이 있다. 호는 일풍(一風: 한 줄기 바람)으로 풍광이 수려한 부산 용호동 섶자리(최초 염전지) 근처에 산다. 개인 블로그(blog.daum.net/musigma)에 취미 생활인 詩와 그림이 있다. 저자의 논문, 저서 그리고 제자 등 보다 자세한 소개는 홈페이지(yschoi.pusan.ac.kr)를 참고할 수 있겠다. (E-mail : yschoi@pusan.,ac.kr)

치의학을 위한 통계적 방법과 응용
R과 함께하는 의학통계

초판발행 2018년 8월 20일

지은이 김용일 · 최용석
펴낸이 오판근
펴낸곳 (주) 교우
주 소 서울시 동대문구 약령시로 8 교우빌딩 2층 (주)교우
전 화 02-925-2861 / **팩 스** 02-925-2860. **편집부** 02-925-2825
홈페이지&북스토어 www.kyowoo.co.kr / **이메일** kyowoo@kyowoo.co.kr

등 록 1994년 3월 24일 제1994-000013호
ISBN 979-11-251-0254-0 (93310)

Published by Kyowoo Co., Ltd. Printed in Korea

(주) 교우는 보다 혁신적이고 참신한 도서를 다양하게 기획하고 있습니다.
책으로 펴내고자 하는 아이디어나 원고는 메일로 보내주세요.
(주) 교우는 전과정을 책임지고 최선을 다하겠습니다.

값 15,000원

교우미디어는 (주) 교우의 Imprint 사입니다.
수학정원·과학정원은 (주) 교우의 새로운 브랜드명입니다.

잘못된 책은 구입하신 서점에서 교환해 드립니다.